Die Psychologie in der Psychiatrie

Eine Einführung in die psychologischen Erkenntnisweisen innerhalb der Psychiatrie und ihre Stellung
zur klinisch-pathologischen Forschung

von

Dr. Arthur Kronfeld

Berlin

Springer-Verlag Berlin Heidelberg GmbH

1927

© Springer-Verlag Berlin Heidelberg 1927
Ursprünglich erschienen bei Julius Springer in Berlin 1927
Softcover reprint of the hardcover 1st edition 1927

ISBN 978-3-662-39362-8   ISBN 978-3-662-40416-4 (eBook)
DOI 10.1007/978-3-662-40416-4

Vorwort.

Motto : Die Phänomene sind nichts
werth, als wenn sie uns eine immer
tiefere Einsicht in die Natur gewähren.

GOETHE.

Dies Heftchen will nichts weiter sein als eine zusammenfassende Einführung des ärztlichen und des nichtärztlichen Lesers in die prinzipielle Problematik, die der psychologische Charakter der „Symptome" in der Psychiatrie aufgibt. Das Verhältnis der psychologischen Gegebenheiten und ihrer Erkenntnisweisen zu der dominierenden klinisch-pathologischen Blickrichtung ist einer grundsätzlichen Klärung nicht nur bedürftig, sondern auch fähig; und das Gelingen hängt nur von dem Maß der Behutsamkeit und Gerechtigkeit ab, mit der diese Klärung von b e i d e n Seiten, vom Kliniker wie vom Psychologen, angestrebt wird. Wie der Kliniker sich — nach anfänglichen affektvollen Bedenken — bereits zur Duldung, wo nicht sogar zum Verständnis „rein" psychopathologisch zugespitzter Fragestellungen und Arbeitsweisen durchgerungen hat, so sollte auch der phänomenologische oder der psychoanalytische Forscher in der Psychopathologie seine Erkenntnisse dem Geiste der klinisch-pathologischen Arbeit nicht mehr entgegensetzen oder überordnen, sondern eingliedern, damit die Einheit der Wissenschaft Psychiatrie nicht aufsplittere, die Linie nicht verlorengehe, die Gestalt nicht zerfalle.

Neues wird nicht geboten. Dennoch erschien mir tunlich, das Schriftchen zu schreiben, aus einem persönlichen Motiv heraus. Das „Wesen der psychiatrischen Erkenntnis", das vor 8 Jahren versuchte, diese Einheit der Wissenschaft Psychiatrie aus psychologischen und klinischen Maximen herauszugestalten, ist vergriffen. Die Neubearbeitung, systematisiert und vertieft, soll erst erscheinen, sobald auch der lange ausstehende zweite Band meiner „Beiträge zur allgemeinen Psychiatrie", die Psychopathologie, vorliegt. Wenngleich dies n nicht zu ferner Zeit der Fall sein wird, so sollten doch die methodologischen und prinzipiellen Leitgedanken der psychiatrischen Wissenschaftslehre in kurzer und leicht lesbarer Formulierung schon jetzt dargeboten werden, vor allem, um der jungen Generation den Weg zum psychiatrischen Denken zu ebnen, der gerade gegenwärtig, auf dem Höhepunkt der Ausbreitung psychoanalytischer Einstellungen, nicht immer leicht erkennbar ist.

Dieses didaktischen Zweckes halber wurde viel Elementares gesagt, vieles stark vereinfacht, viel Problematisches beiseite gelassen. Um dieses Zweckes willen erbittet die Arbeit die Nachsicht der Fachgenossen.

Berlin, im Juli 1927.

A. KRONFELD.

Inhaltsverzeichnis.

I. Die Vorherrschaft des klinisch-pathologischen Gesichtspunktes in der Psychiatrie.

1. Aus der Natur des Gegenstandes ergeben sich in der Psychiatrie zwei leitende Gesichtspunkte der wissenschaftlichen Arbeit: der psychologische und der klinisch-pathologische.

Wer unbefangen an das Studium der Geisteskrankheiten herantritt, nicht beirrt von mitgebrachten klinischen Meinungen, dem bietet sich als alleiniges und unmittelbares Ausgangsmaterial für alle seine Bemühungen um Erkenntnis nur e i n e s — und nach welchen Richtungen er auch immer seine Forschungsmaterialien erweitern mag, stets muß er zu diesem ursprünglichen Ausgangspunkte zurückkehren: das a b n o r m e S e e l e n g e s c h e h e n und seine Äußerungsweisen. Es bleibe zunächst außer Betracht, in welchem Sinne und unter welchen Kriterien dies Seelengeschehen und seine Äußerungsweisen als „abnorm" beurteilt werden. Es bleibe ferner außer Betracht, w i e wir von diesem Seelengeschehen ein Wissen erlangen, und inwieweit die Äußerungsweisen des abnormen Seelenlebens uns sein Bestehen und seine Qualitäten anzeigen. Diese Fragen bedürfen einer besonderen Untersuchung. Setzen wir unabhängig davon als Ausgangspunkt fest: es ist, auf eine hier nicht zu erörternde Weise, abnormes Seelengeschehen mannigfaltiger Art konkret und exemplarisch gegeben. Dann ist das so Gegebene die prima materia der Wissenschaft Psychiatrie, der eigentliche Gegenstand all ihrer Untersuchungen. Es ist das Tatsachenmaterial, von welchem jede mögliche psychiatrische Forschung auszugehen hat — wohin sie auf ihrem Erkenntniswege auch gelangen möge. Wissenschaft aber ist Beschreibung, Zergliederung, Ordnung, Erklärung. Sie macht das Zufällige bestimmt und notwendig und in seiner Notwendigkeit begreiflich[1].

Für dies Geschäft der Wissenschaft bedarf der Geist verschiedener G e s i c h t s p u n k t e d e r A r b e i t. Aus ihnen erwachsen

---

[1] Über den hier zugrunde gelegten Begriff von Wissen und Wissenschaft vgl. die ausführlichen Erörterungen in KRONFELD: Das Wesen der psychiatrischen Erkenntnis. Berlin 1920. Besonders S. 270ff.

die Verfahrensweisen und Methoden. Jeder einzelne leitende Gesichtspunkt wissenschaftlicher Arbeit an einer Materie — sie sei welche sie wolle — führt zu einer Einseitigkeit, einer Einengung: sowohl hinsichtlich der Forschungsmethoden, die aus ihm hervorgehen, als auch hinsichtlich der Erklärungsmöglichkeiten, die er mit sich bringt. Nur unter verschiedenen und wechselnden Arbeitsgesichtspunkten vermag die Forschung eine allmählich sich abrundende Erkenntnis von den Dingen zu gewinnen, von ihren Zusammenhängen, ihren Gesetzen, ihrer Bedeutung. Hierbei können sich einzelne Gesichtspunkte als in ihren Ergebnissen widerspruchsvoll gegen andere erweisen. Es gibt aber nur eine Wahrheit.

So kommt es, daß die leitenden Gesichtspunkte, die Arbeitshypothesen wechseln, auftauchen, verworfen werden und einander ablösen: Die Tatsächlichkeit der Tatsachen aber bleibt, und mit ihr bleiben die Probleme. Aus jedem Gesichtspunkt aber, auch wenn er sich als unzureichend oder irrig erweist, folgt für die Erkenntnis dennoch ein Gewinn: eine neue Einsicht in die Problemzusammenhänge, in die Lösungsmöglichkeiten, in die Grenzen unseres Wissens.

Die Tatsächlichkeit eines unter irgendwelchen Gesichtspunkten abnormen Seelengeschehens vorausgesetzt, ergeben sich sogleich zwei leitende Maximen für eine wissenschaftliche Bewältigung der damit gegebenen Probleme. Einmal nämlich gehören die Tatsachen, die wissenschaftlich erfaßt werden sollen, dem seelischen Gebiete an. Für die Erkenntnis seelischer Vorgänge hat die Psychologie (im weitesten Sinne) autonome Grundsätze und Arbeitsmaximen, Methoden und Kriterien zu entwickeln. Die Erscheinungen und Vorgänge des abnormen Seelenlebens wären also zu erforschen, indem die Weisen psychologischer Erkenntnis auf sie angewandt werden. Der zweite leitende Gesichtspunkt ergibt sich, wenn man die Abnormität des Seelengeschehens in den Vordergrund stellt. Seelisches Geschehen muß als Lebensäußerung aufgefaßt werden, und abnorme Lebensäußerungen des Menschen, welcher Art sie immer sein mögen, sind das Gegenstandsgebiet der klinischen Pathologie. Deren Gesichtspunkte und Methoden müssen eine wissenschaftliche Erkenntnis des psychiatrischen Gebietes gewährleisten.

2. *Die Vorherrschaft des klinisch-pathologischen Gesichtspunktes in der Psychiatrie bedarf der methodologischen Rechtfertigung.*

Die tatsächliche Lage der gegenwärtigen Psychiatrie ist nun derartig, daß diese beiden leitenden Gedanken wissenschaftlicher Erkenntnis keineswegs gleich unbestritten sind. Sie kommen nicht einmal reibungslos miteinander aus. Es entspricht dem gegenwärtigen Entwicklungsstande der psychiatrischen Forschung, daß die psychologische Erkenntnis des abnormen seelischen Geschehens keinen autonomen Rang innehat. Vielmehr hat der Arbeitsgesichtspunkt der klinischen Pathologie innerhalb der Psychiatrie durchaus den Primat, und psychologische Erkenntnis bedeutet ihm nur eine Hilfsdisziplin, soweit als sie seinen Zielen förderlich ist. Inwieweit sie dies aber ist, darüber besteht ein ungeschlichteter, prinzipieller Streit.

Die Mehrzahl der klinischen Forscher der Gegenwart schließt sich, im Hinblick auf die grundsätzliche Bewertung psychologischer Erkenntnisweisen für die psychiatrische Forschung, dem folgerichtigen Standpunkt des symptomatologischen Nosologismus an, der seit GRIESINGER und WESTPHAL herrscht. Hiernach sind psychische Gegebenheiten ebenso wie deren Unterbau nur von epiphänomenalem Range, ihre psychologische Verarbeitung ist nur heuristisch wesentlich, nur entweder bis zum Signal für unterstellte nosogene Prozesse — oder eine überflüssige Spekulation (WESTPHAL, Arch. f. Psychiatr. Bd. 9, S. 451 ff., in einer Polemik gegen einen, allerdings mißlungenen, methodologischen Versuch von DITTMAR: Vorlesungen über Psychiatrie, Bonn 1878). Von gegenwärtigen Autoren äußern sich analog besonders STRANSKY, Monatsschr. f. Psych. Bd. 50, S. 135 ff., nach welchem es sich um ,,unsinnlich-spekulative Individualkonstruktionen'' handelt, sobald die oben gezogene Grenze durch die Psychologie überschritten werde — und ISSERLIN, Aschaffenburgs Handbuch, A. 2, S. 112 ff., Wien 1913: Die Feststellung des seelischen Charakters psychiatrischer Symptome genüge methodologisch allein noch nicht, um die Forderung zu begründen, der psychischen Gegebenheitsreihe ,,als solcher ein eindringlicheres Interesse zu widmen''. Es könne ausreichen, ,,sie nur äußerlich als Handhabe zur Erfassung ganz andersartiger Erscheinungsreihen zu benützen und auf eine Einsicht in ihre besonderen ihnen eigentümlichen Gesetzmäßigkeiten zu verzichten''.

Entgegen dieser Auffassung stehen besonders von gegenwärtigen Forschern SPECHT (Zeitschr. f. Pathopsychol. Bd. 1, S. 4 ff.), SCHILDER (Monatsschr. f. Psych. Bd. 50), KRONFELD (l. c.), KURT SCHNEIDER (Monatsschr. f. Psych., Bd. 49, S. 154 ff.) — aber auch viele andere insbesondere phänomenologische und psychoanalytische Autoren. SPECHT (l. c. S. 37) äußert: ,,Für die psychologische Aufgabe leuchtet aber auch ein, daß sie bei der Beschreibung und Analyse einzelner Symptome der Krankheiten nicht stehen bleiben darf. Die Analyse der einzelnen Krankheitssymptome kann doch nichts anderes sein als Vorarbeit für die eigentliche Aufgabe. Denn nicht auf eine Analyse und Erklärung der Ideenflucht oder der hysterischen Gesichtsfeldeinengung ist es im letzten Grunde abgesehen, sondern auf eine psychologische Erklärung der Krankheit selbst." Gegenüber der nosologisch-klinisch orientierten Forschung fordert KRONFELD die „autologische", KURT SCHNEIDER die „reine Psychiatrie", und SCHILDER sucht eine solche psychologische „Psychiatrie auf psychoanalytischer Grundlage" zu entwerfen (Intern. psychoanal. Verlag 1925).

Beide Arbeitsrichtungen sind konsequent, insofern als sie beide mit der Durchführung eines fest bestimmten Forschungsprinzips ernst machen — sei es das somatopathologische, sei es das pathopsychologische. Eine Mittelstellung nimmt BUMKE ein (Referat auf der Innsbrucker Naturforscherversammlung 1924), der alle Bestrebungen auf eine „reine" Psychiatrie verwirft und am klinizistischen Prinzip festhält, aber ebensowenig wie HOCHE (Zeitschr. f. d. ges. Neurol. u. Psychiatr., Bd. 12, S. 540 ff.) zu nosologischen Einheitsgruppierungen im Sinne der WESTPHAL-KRAEPELINschen Ära bereit ist, noch auf das psychologische Forschungsprinzip jenseits einer symptomatologischen Hilfsstellung verzichten möchte.

In diesem Gegenwartsstreit wiederholt sich eine Antinomie, welche die ganze Geschichte der wissenschaftlichen Psychiatrie durchzieht und geradezu ihre einzelnen Perioden mitbestimmt hat. Nicht sowohl durch jeweilige große materiale Entdeckungen werden die einzelnen historischen Phasen der psychiatrischen Forschung in erster Linie charakterisierbar, als vielmehr durch die grundsätzliche Prävalenz des somatologischen oder des psychologischen Prinzips in ihrer Methode. Dem sei vorerst nicht gefolgt[1]. Hier interessiert die systematische Frage: inwieweit liegt es im Wesen der Sache, daß die Vorherrschaft des klinischpathologischen Forschungsgesichtspunktes, die immer unbestrittener eingetreten ist, unbeschränkt oder beschränkt gilt?

Wer in der psychiatrischen Einzelforschung steht, dem erscheint diese Vorherrschaft der klinischen Pathologie aus seinem ganzen beruflichen und wissenschaftlichen Ideenkreise heraus als etwas Selbstverständliches. Und doch ist sie das nicht ohne weiteres. In ihr liegt vielmehr ein Problem, nämlich dasjenige,

---

[1] Zur Geschichte der wissenschaftlichen Ideen in der Psychiatrie vgl. KRONFELD: Wesen usw., S. 89 und 473 ff., sowie Zeitschr. f. d. ges. Neurol. u. Psychiatr., 1919.

welche Grundvorstellungen der leitende Gedanke der klinischen Pathologie an das psychiatrische Gegenstandsgebiet heranbringt, und wie weit diese Grundvorstellungen dem wirklichen Wesen der abnormen seelischen Erscheinungen und Vorgänge gemäß sind.

Im ganzen Gebiet der abnormen körperlichen Vorgänge ist eine derartige Erwägung hinfällig. Sind es doch die gleichen Methoden, die gleichen Weisen beobachtender, beschreibender, zergliedernder und genetisch erklärender Erfassung, die den abnormen und den nicht-abnormen Bildungen und Vorgängen des Körpers gewidmet sind. Pathologie im Körperlichen ist nichts anderes als angewandte Physiologie: das Objekt bleibt das gleiche — der Körper und seine Funktionen. Und somit bleiben auch die Verfahren und die Erkenntnisweisen die gleichen.

Es folgt hieraus, daß für abnormes Seelisches die gleichen Methoden und Erkenntnisweisen abgewandelt werden müßten, wie für nicht-abnormes Seelisches. Der Pathologie als der Physiologie des körperlich Abnormen müßte eine „Patho"-Psychologie als Psychologie des seelisch Abnormen entsprechen. Aber nichts verbürgt uns, daß beide Begriffe von Abnormität, der körperliche und der seelische, identisch sind. Nichts verbürgt uns, daß das „Pathos" des Körpers, also der Inbegriff dessen, was wir Krankheit nennen, etwas zu tun habe mit dem Pathos, welches wir soeben ganz vorläufig als ein Analogon vor das Wort Psychologie gesetzt haben, um einen Begriff von angewandter Psychologie des seelisch Abnormen zu schaffen.

Aber hier eben springt der leitende Gedanke der klinisch-pathologischen Forschung ein. Er nimmt als berechtigt in Anspruch, die heuristische Maxime zu bilden, daß eben die Abnormität des Geschehens es sei, welche für Physis und Psyche nach den gleichen wissenschaftlichen Arbeitsgesichtspunkten erforscht werden könne und müsse.

3. Der Versuch einer „Pathologie der Seele" liefert nur Bilder, kein Wissen.

Die Durchführung dieses Gedankens kann zwei Formulierungen erfahren. Die erste, logisch anscheinend näherliegende wäre die: Abnormes Seelengeschehen ist in den gleichen Weisen, nach denselben Gesetzen und Notwendigkeiten abnorm, wie abnormes körperliches Geschehen. Es zeigt sich aber, daß diese

Formulierung, obwohl man ihre Durchführung schon einige Male versucht hat[1], grundsätzlich nicht vollziehbar ist.

Die Gesetze der somatischen Pathologie — etwa Tumor, Entzündung, Wucherung, Schrumpfung usw. — erlangen ihre Wesensbestimmung nur am lebendigen plasmatischen Substrat; sie gelten für räumliches zelluläres und interzelluläres Geschehen. Löst man sie davon los, so verlieren sie Sinn und Gehalt. Auf Seelisches angewandt, geben sie lediglich blasse Bilder und Umschreibungen. Denn „die Seele" — wenn man diesen Inbegriff der individuellen Gesamtheit seelischen Geschehens einmal bildet — die Seele ist kein Substrat, dem die pathologischen Begriffe gemäß sind wie dem Körper. Sie kann als solche nicht „entzündet", „gewuchert" usw. sein; sie kann nicht im Sinne somatopathologischer Begriffsbildungen „erkranken". Es bleibt ein äußerlich-analoges und oft unsinniges Bild, die Begriffe der körperlichen Krankheitslehre auf die Seele als den Inbegriff des Psychischen einfach zu übertragen und von Infektionen, Neoplasmen, regressiven und progressiven Veränderungen, Abwehrkräften und Immunvorgängen oder gar von Entzündungen „der Seele" zu sprechen (MAEDER). Die Begriffe der Pathologie verlieren dabei ihre Klarheit und Bestimmtheit, die eben aus ihrer Bindung an die entsprechenden Körpervorgänge stammt.

Immerhin sei nicht unerwähnt, daß der gegenwärtige Stand der Psychiatrie gewisse derartige Metaphern, die aus dieser Formulierung entstammen, verwendet. Es kommt hierbei sogar vor, daß durch die Gewohnheit der klinischen Anwendung der metaphorische Sinn mehr oder weniger aus dem kritischen Bewußtsein verschwindet. So wird von psychischem Trauma, von seelischer Infektion, von psychischen Abwehrreaktionen und von psychischem Abbau gesprochen.

Man muß sich bewußt bleiben, daß diese Bezeichnungen keinen wissenschaftlichen Erkenntniswert in sich schließen, sondern lediglich dazu dienen, dem Arzte eine Veranschaulichung gewisser seelischer Vorgänge und Zusammenhänge zu bieten, indem sie auf ihm gewohntere pathologisch-physiologische Hilsvorstellungen zurückverweisen.

4. Der pathologische Gesichtspunkt führt zur prinzipiellen Annahme körperlicher Krankheitsprozesse mit seelischen Symptomen.

Gegenüber der eben erwähnten hat eine zweite Gestaltung des pathologischen Leitgedankens in der Psychiatrie die völlige Vorherrschaft erlangt. Sie geht davon aus, daß seelische ebenso wie körperliche Vorgänge als Lebensäußerungen des Organismus aufzufassen sind. Und ebenso, wie man körperlich-abnorme Ver-

---

[1] Von früheren Autoren vgl. IDELER (Grundriß 1835, Allg. Zeitschr. f. Psych. 1846), von gegenwärtigen besonders MAEDER (Encephale Bd. 19, S. 163 ff.).

hältnisse und Funktionen auf Krankheitsvorgänge in dem Organismus zurückführt und durch die Gesetze und Notwendigkeiten physischer Krankheiten erklärt, als deren Anzeichen und Symptome man jene abnormen Körperfunktionen deutet: geradeso müssen wir auch abnorm-seelische Erscheinungen und Vorgänge auf Krankheiten des Organismus zurückbeziehen. Wir müssen diese Krankheiten wissenschaftlich zu erfassen und zu bestimmen suchen, und müssen das abnorm-seelische Geschehen genau ebenso als Symptom spezifischer zugrunde liegender Erkrankungen des Organismus zu deuten suchen, wie wir dies bei den abnorm-körperlichen Befunden tun.

Seit annähernd 100 Jahren hat sich die heuristische Fruchtbarkeit dieses leitenden Gedankens in der Psychiatrie erwiesen. Durch ihn allein ist die Psychiatrie zu einer wirklichen Wissenschaft geworden. Er herrscht auch heute noch so gut wie unumschränkt: Psychiatrie ist im wesentlichen klinische Psychiatrie. Sie arbeitet mit allen aus der Klinik der somatischen Krankheiten bekannten Verfahren, Einstellungen, Ordnungsformen und Denkweisen. Diese Tatsache erscheint dem Lernenden als etwas so Selbstverständliches, daß er in ihr überhaupt kein Problem mehr erblickt. Psychiatrie erscheint als gleichgeordnete Schwesterwissenschaft aller übrigen Spezialdisziplinen der klinischen Pathologie.

Es bedarf keines Wortes darüber, daß jeder, der sich mit Psychiatrie beschäftigt, die Methoden, Ergebnisse und Errungenschaften der klinisch-pathologischen Forschungseinstellung anzuwenden hat, und daß sie in der psychiatrischen Arbeit sein wichtigstes Werkzeug zu bilden haben. Nicht ohne Bewunderung blicken wir auf die ungeheure Summe geistiger Leistung zurück, die in der klinischen, experimentellen, pathologisch-physiologischen und pathologisch-anatomischen Arbeit dreier Forschergenerationen in der Psychiatrie zusammengetragen worden ist. Aber wir vergessen bei alledem nicht, daß die klinisch-pathologische Forschungsrichtung — unbeschadet ihrer berechtigten Vorherrschaft — nur einer der beiden möglichen wissenschaftlichen Arbeitsgesichtspunkte ist, unter welchen abnormes Seelengeschehen erkenntnismäßig begriffen zu werden vermag. Wenn wir den klinisch-pathologischen Gesichtspunkt in eine klare Rangbeziehung zum psychologischen bringen wollen, so müssen wir zunächst untersuchen, wie weit wir prinzipiell mit dem pathologisch-klinischen Forschungsgedanken in der Psychiatrie zu kommen vermögen.

Was nötigt uns gerade in der Psychiatrie zu solcher Untersuchung? Auf allen anderen Gebieten der klinischen Pathologie scheint doch eine derartige Nötigung nicht vorzuliegen: Selbstverständlich und unbefangen wenden sich da anscheinend die klinisch-pathologischen Methoden an und führen zu wissenschaftlichen Erkenntnissen, die sich immer mehr abrunden und immer stärker praktisch und therapeutisch bewähren.

Es würde an dieser Stelle zu weit führen, darzutun, daß auch im Gebiete der somatischen Pathologie diese natürliche Selbstverständlichkeit der Fragestellungen methodologisch nicht problemfrei gilt. Hier sei nur angedeutet, daß die psychologisch-mechanistische Analyse und Erklärung der körperlichen Vorgänge dem Wesen des Organismus prinzipiell niemals voll entspricht und Genüge tut. Immer besteht da eine Kluft — zwischen der Ganzheit des Organismus und dem in der Form dieser Ganzheit sinnvollen Zusammenwirken der Teilfunktionen, und auf der anderen Seite der Herauslösung einzelner physiologischer und physiopathologischer Geschehensfolgen, deren exakt-kausale Deutung zwar den Teilvorgang erklärt, aber weder jemals das Ganze, noch die Wirklichkeit des Teilvorganges in diesem Ganzen. Es ist hier nicht die Aufgabe, die wissenschaftstheoretische Bedeutung dieser Antinomie zu erörtern, und ebensowenig können die methodologischen Möglichkeiten ihrer Auflösung hier angedeutet werden.

5. Der Krankheitsbegriff hat für körperliches und für seelisches Geschehen einen wesensverschiedenen Erklärungswert.

Dem abnormen Seelengeschehen wird Krankheit als zugrunde liegend unterstellt. Krankheit aber ist dem Begriffe nach das genetische Gesetz eines Geschehens im Organismus[1]. Wie körperlich-abnorme Vorgänge, so werden auch die seelisch-abnormen Vorgänge als Folge der Krankheit gedeutet. Krankheit als genetisches Gesetz eines Geschehens im Organismus meint wesensmäßig mit diesem Geschehen ein körperliches oder an den Körper gebundenes. Es ist klar, daß das Gesetz körperlicher Veränderungen im Organismus, als welches wir Krankheit auffassen, von ganz verschiedenem Erklärungswert für ein abnormes körperliches Geschehen und für ein abnormes seelisches Geschehen sein muß. Abnorme körperliche Verhältnisse folgen ohne weiteres aus dem Gesetz

---

[1] BIEGANSKI: Medizinische Logik. Würzburg 1909. — MAINZER: Über die logischen Prinzipien der ärztlichen Diagnose. Berlin 1925. — GROTE: Grundlagen ärztlicher Betrachtung. Berlin 1921. R. KOCH: Ärztliches Denken. München 1923.

eines abnormen Geschehens im Organismus. Abnorme seelische Verhältnisse folgen nicht ohne weiteres aus dem Gesetz eines abnormen Geschehens im Organismus. Hierzu bedarf es vielmehr noch der Bildung einer Hilfsvorstellung, wonach Seelisches in mehr oder weniger großem Umfang auf Körperliches zurückgeführt und als aus diesem hervorgehend gedeutet werden muß. Welcher Art diese Abhängigkeit des Seelischen vom Körperlichen ist, darüber sagt diese Hilfsvorstellung zunächst nichts aus. Das bleibt Sache besonderer Erwägungen. Diese Hilfsvorstellung aber, so sehr sie der Gewohnheit medizinischen Denkens entspricht, ist methodologisch nicht selbstverständlich. Sie bedingt eine Einengung in der wissenschaftlichen Erkenntnis von Seelischem: nämlich die Forderung seiner genetischen Ableitung aus körperlichen Grundlagen.

Als genetisches Gesetz eines organismischen Geschehens ist Krankheit dem Begriffe nach ein echtes Naturgesetz. Die Vorgänge im Körper, insoweit sie Anzeichen der Krankheit sind, werden durch die Krankheit gesetzmäßig bestimmt, als notwendige erklärt — die körperlichen wie die seelischen. Aber das Wie dieses Zusammenhanges von Gesetz und Erscheinung, dieser Bestimmung durch das Gesetz ist bei körperlichen Erscheinungen und Vorgängen vollziehbar und demonstrierbar, bei seelischen grundsätzlich nicht. In der Psychiatrie wäre also das Verhältnis des Symptoms als eines seelischen Phänomens zur ätiologisch-somatischen Basis prinzipiell niemals ein einsichtiges. Die Abhängigkeit bestimmter psychischer Veränderungen von bestimmten körperlichen Veränderungen ist zwar festzustellen, aber nicht erklärlich. Ja selbst was im Einzelfalle Symptom ist, und warum ihm der Charakter des Symptoms innewohnt, ist aus pathogenetischen Gründen nicht einsichtig herleitbar. Schon 1855 hat SPIELMANN diese Wahrheit in klarer Formulierung an die Spitze seiner Diagnostik gestellt.

6. Ein pathogenetischer Krankheitsbegriff wäre in der Psychiatrie nur dann realisierbar, wenn seelisches Geschehen ohne Rest durch körperliches erklärt werden könnte. Die Psychiatrie kann daher nicht über klinisch-nosologische Krankheitsbegriffe hinaus gelangen.

Es gibt zwei verschiedene Stufen der Ausbildung des Krankheitsbegriffes in concreto. Es gibt Krankheiten, bei denen wir die Zurückführung aller Erscheinungen auf die gesetzmäßige Notwendigkeit konkret vollziehen können. Wir kennen ihre konkreten Ursachen, wir haben ihren konkreten Zusammenhang aufgeklärt, Ätiologie und Pathogenese stehen fest, und durch diese konkrete Erkenntnis begreifen wir jeden Vorgang als notwendige Wirkung. Zu Ende gedacht ist dieser Krankheitsbegriff — der pathogenetische Krankheitsbegriff — das Ziel jedweder pathologischer Forschung. Ist er verwirklicht, so ist die Erkenntnis des Zusammenhanges zwischen Gesetz und Erscheinung vollzogen. Hiervon unterscheidet sich ein anderer, vorläufiger Krankheitsbegriff. Aus einem erfahrungsmäßig immer wiederholten Zusammensein und Vorkommen von Gleichförmigkeiten, aus hohen statistischen Korrelationen erschließen wir, daß ihnen ein Gesetz zugrunde liegen müsse. Solch gleichförmige Zuordnung von Erscheinungen abnormer Art betrachten wir als Anzeichen für die Annahme einer Krankheit im Sinne eines Gesetzes. Aber über den Zusammenhang von Gesetz und Erscheinung können wir auf dieser Stufe der Ausbildung unserer Krankheitsbegriffe nichts anderes aussagen als seine tatsächliche oder wahrscheinliche Existenz. Der Zusammenhang besteht, mehr wissen wir nicht; und das Gesetz selber kennen wir nur als ein mit Wahrscheinlichkeit vorliegendes, ohne um seinen bestimmten Inhalt zu wissen. Der Krankheitsbegriff auf dieser Stufe der Ausbildung ist der spezifisch klinische Krankheitsbegriff.

In der somatischen Pathologie befindet sich die Forschung gegenwärtig durchgehends auf dem Wege von den klinischen Krankheitsbegriffen zu den pathogenetischen. Sie hat für die einzelnen Krankheiten jeweils verschieden weite Stadien dieses Weges durchmessen. Bei vielen besitzt sie bereits die Erkenntnis ihrer teilweise oder annähernd vollständigen Pathogenese. Bei der Mehrzahl hält sie gegenwärtig an ätiologischen Zwischenstationen. Bei wenigen ist sie noch im Vorstadium jener statistisch-symptomatischen, klinischen Empirie, welche den klinisch-nosologischen Krankheitsbegriff kennzeichnet.

In der psychiatrischen Pathologie liegen die Dinge anders. In keinem einzigen konkreten Falle ist ein pathogenetischer Krankheitsbegriff voll ausgebildet worden. In den günstigst gelegenen Forschungsgebieten sind ätiologische Stationen erreicht, so z. B. bei der Paralyse, dem arteriosklerotischen Irrsein, gewissen senilen Psychosengruppen usw. In anderen Arbeitsgebieten besteht eine gewisse Sicherheit hinsichtlich des Bestehens klinischer Krankheitsbegriffe: eine Sicherheit, daß das immer wiederholte Zusammentreffen gleichförmiger psychotischer Erscheinungen und Vorgänge auf ein Krankheitsgesetz zurückgeführt werden müsse, dessen Existenz und Einheit die Forschung erschließt, ohne schon etwas von seinen Bestimmungsmerkmalen zu wissen. Bei der Mehrzahl ihrer Materialien schwankt die Erkenntnis, ob überhaupt — und mit welcher Wahrscheinlichkeit — ein derartiges Gesetz, eine derartige Einheit einer Veränderung den beobachteten Gleichförmigkeiten zugrunde liegt. Es ist umstritten, welche abnormen Geschehensweisen als gleichförmige zu betrachten sind, bei welchen eine klinische Krankheitseinheit zu unterstellen ist, welche als Symptome solch einer jeweiligen klinischen Krankheitseinheit zu gelten haben, und wie weit die Unterordnung unter solche behaupteten klinischen Krankheitseinheiten zu gehen hat. Die Psychiatrie ist also gegenwärtig nicht ganz in das Stadium eingetreten, in welchem die klinischen Krankheitsbegriffe mit Sicherheit abgegrenzt und angesetzt werden können.

Daß dem so ist, liegt nicht etwa, wie oftmals gesagt wird, an dem geringen historischen Alter der Psychiatrie oder an der Unvollkommenheit ihrer ärztlichen Hilfsmittel. Es liegt im Wesen des Forschungsgebietes selber, in jener prinzipiellen Schranke, die den Zusammenhang zwischen psychotischer Erscheinung und pathogenetisch-körperlicher Erklärung versperrt. Wenn im Verlauf dieser Arbeit davon die Rede sein wird, wie seelische Erscheinungen und Vorgänge uns gegeben sind, wie ihre Wiederholbarkeit und ihre Gleichförmigkeit bloße Fiktionen sind — im Gegensatz zu allen körperlichen Erscheinungen und Vorgängen, — dann wird diese angebliche Rückständigkeit der Psychiatrie nicht bloß als etwas historisch Entschuldbares einleuchten, sondern als etwas im Wesen der klinischen Forschungseinstellung Liegendes. Eben die Gleichsetzung der psychischen Ausgangsmaterialien mit denen der körperlichen Pathologie muß notwendig jene Einengung und Begrenzung des Erklärungswertes mit sich bringen, auf welche der klinische Forschungsgesichtspunkt hier stößt.

Wäre aber selbst die Ausbildung ätiologischer und pathogenetischer Entwicklungsstadien der psychiatrischen Krankheitsbegriffe prinzipiell vollziehbar, so bedürfte es dennoch einer bestimmten weiteren Voraussetzung, um das Ziel der Forschung, nämlich die konkrete Ausbildung pathogenetischer Krankheitsbegriffe, nun auch wirklich zu erreichen. Bei ihnen handelt es sich ja darum, Gesetz und Erscheinung zu verknüpfen, das Werden der Symptome und ihre Qualität, ihre Intensität und ihre Relationen genetisch aus dem Wesen der Krankheit zu bestimmen. Um aber seelische Symptome und deren Art und Entstehung im einzelnen aus dem ihnen zugrunde liegenden Gesetz körperlicher Veränderung im Organismus konkret zu erklären, muß die weitere Voraussetzung gemacht werden, daß Seelisches nach Art und Entstehung ohne Rest durch Körperliches erklärt werden könne. Seelisches ist hiernach also lediglich Anzeichen für Körperliches; und wir haben es bei dieser Einstellung in der Psychiatrie mit körperlichen Krankheiten zu tun, deren Folgewirkungen unter anderem auch seelische Symptome sind, die ihrerseits nach Qualität und Genese restlos aus dem Körperlichen begriffen werden können.

Damit verliert zwar die psychiatrische Pathologie jeden Unterschied zur somatischen, aber das Seelische hat keine eigene Bedeutung mehr, sondern ist nur noch ein Anzeichen für Körperliches, insofern als wir aus seinen Veränderungen auf fundierende Veränderungen des Körpers zurückschließen können. Bei dieser epiphänomenalen Stellung des Seelischen ist ein Materialismus irgendwelcher Prägung — es braucht durchaus nicht die grobstoffliche zu sein — die leitende Voraussetzung des Forschens. Nur wenn diese leitende Voraussetzung gilt, sind pathogenetische Krankheitsbegriffe in der Psychiatrie vollziehbar.

Nun soll gewiß nichts gegen die Möglichkeit des Materialismus als heuristischer Arbeits- und Forschungsmaxime gesagt sein. Man kann ihn als Weltanschauung ablehnen und doch eine seiner Fassungen als Forschungsrichtung annehmen. Die größten Geister in der Geschichte der Psychiatrie haben so gehandelt; sie haben den Satz geprägt, Geisteskrankheiten seien Gehirnkrankheiten; und dieser Satz ist für die gesamte Forschung überaus fruchtbar geworden. Und als es der Forschung nicht hinreichend gelang, seelische Phänomene und Veränderungen durch die Gehirnfunktionen resp. deren Störung im einzelnen zu erklären, da hat die Klinik den übrigen Organismus, insbesondere die innersekretorischen Drüsen und die Stoffwechselverhältnisse als Erklärungsgründe hinzugenommen. Es liegt kein grundsätzlicher Einwand gegen diese Forschungseinstellung darin, daß das Psychische hierbei gar keinen eigenen Sinn mehr habe. Es wird dann eben konsequenterweise lediglich zum Signal für Körperliches, und seine psychologische Bearbeitung darüber hinaus wäre überflüssig, ja verwirrend. Nur insofern käme sie überhaupt in Betracht, als sie diejenigen Seelenvorgänge rein herausschälte, in welchen Symptome der zugrundeliegenden Körpervorgänge zu erblicken wären, als sie also das aus dem Krankheitsgesetz Erklärungsbedürftige von der Vermischung mit dem nicht-abnormen Seelischen sorgsam befreite. Tatsächlich besteht die Rolle der psychologischen Bearbeitung des abnormen Seelengeschehens in der gegenwärtigen klinischen Psychiatrie in dieser Hilfsfunktion. Und das ist nur folgerichtig.

7. Aber auch die klinische Nosologie ist ohne eine autonom-psychologische Fundierung ihrer Symptombegriffe nicht durchführbar.

An der wissenschaftlichen Psychiatrie, so wie sie sich historisch entwickelt hat, lassen sich drei Perioden unterscheiden; und jede derselben trug zum Entstehen der gegenwärtigen Problemlage — der Beziehungen zwischen psychologischen und klinischen Gesichtspunkten — wesentlich bei.

In der ersten Periode — derjenigen spekulativer, psychologischer Theorie — verfuhr die Forschung so, daß man die psychotischen Symptome voneinander isolierte und hinter dem einzelnen psychologischen Tatbestand die Störung derjenigen seelischen Ablaufklasse suchte, der er entsprach. Diese, als ein „Vermögen des Geistes", hatte ihre Stelle in einem gleichsam topographischen System des Geistes. Nach dieser Grundstruktur sind die Werke der sogenannten Psychiker gebaut, von HEINROTH und HOFF-BAUER an noch bis zu KIESER. Gewiß war es wertvoll, auf diese Weise gleichsam an der Hand eines systematischen Leitfadens zu jedem beliebigen psychischen Symptom die Störung der es fundierenden Geschehensklasse zu ermitteln und hierbei bis zu den Grundfunktionen des Seelenlebens herabzusteigen. Die wesentlichen Mängel dieser Periode wurden erst in der Folgezeit überwunden. Sie bestanden darin, daß alle jene Systeme und Theorien des Geistes konstruktiver Art waren, und daß diese Konstruktionen nicht der empirischen Heuristik dienten, sondern konstitutiv galten. Man ging aus von gewissen allgemeinpsychologischen Naturbegriffen, etwa von Grundkräften oder Grundvermögen der Seele, oder auch von bloßen Definitionen derselben, und diesen suchte man die besonderen Erscheinungsweisen des psychotischen Seelenlebens unterzuordnen — entweder rein logisch, indem man sie nach den vorausgesetzten Allgemeinbegriffen klassifizierte und so durch logische Definitionen bestimmte, oder indem man sie durch Schlüsse ableitete und so als Folge aus ihren Gründen erklärte[1].

Schwerer wiegt der Irrtum dieser Richtung, der in der dauernden Gleichsetzung dessen, was die abstraktive Analyse der Symptome ergab, mit deren genetischer und ätiologischer Quelle lag. Die Begriffe Grund und Ursache wurden in ihrer Anwendung auf Psychisches dauernd vermischt. Man übersah, daß der psychologisch-analytisch ermittelte Grund eines Symptoms zwar die Bedingung seiner Möglichkeit hinreichend klarlegte, aber nicht die Ursache seines wirklichen Eintritts aufdeckte. War z. B. ein Symptom dem Grunde nach auf eine Verstandesstörung zurückgeführt, so bestand doch für diese gestörte Grundfunktion das Problem ihrer genetischen Entstehung. Aber dies Problem existierte für die damalige Psychiatrie noch nicht; die psychotischen Zustände waren noch nicht Symptome von Krankheiten im Sinne der somatischen Pathologie. Der Erkenntnisgrund psychotischer Phänomene wurde mit ihrem Realgrund andauernd gleichgesetzt. Die Frage nach dem jeweiligen genetischen Gesetz eines psychotischen Zustandes wurde nicht gestellt; geistige Krankheiten wurden nicht hiernach unterschieden, sondern nach äußerlichen Wertgesichtspunkten, wie „Zerrüttung", „Schwäche" usw. Als einziges genetisches Problem bestand für die Forscher jener Zeit die Frage nach der Ursache des geistigen Gestörtseins überhaupt; und dieses Problem hielten sie nicht für empirisch entscheidbar: sie verfielen bekanntlich teilweise auf Dämonen, auf ein metaphysisches Verschulden und ähnliche transzendente Dinge.

Dieser Mangel des genetischen Gesichtspunktes bewirkte den dritten Fehler jener psychiatrischen Richtung: die Vernachlässigung der somatischen, insbesondere der Gehirnsymptome, die natürlich in eine derartige Auffassung vom Wesen der geistigen Störungen nicht einzugehen vermögen. Bei allen Mängeln aber wird es das bleibende Verdienst dieser ältesten psychiatrischen Forschungsrichtung sein, zuerst eine psychologische Systematik der psychotischen Erscheinungen geschaffen zu haben.

---

[1] Methodologisch vgl. hierzu H. Schmidt, Versuch einer Metaphysik der inneren Natur 1834, S. 39.

Die zweite Entwicklungsphase der Psychiatrie knüpft sich —
nach der recht trivialen und heute vielfach überschätzten vulgär-
pathologischen Vorarbeit der sogenannten Somatiker (JACOBI) —
an die französischen Vorbilder von FALRET und BAILLARGER, erhält ihre stärksten Impulse durch die Fortschritte der damals
mächtig aufstrebenden Physiologie des Zentralnervensystems, und
wird durch die Namen GRIESINGER, MEYNERT, WESTPHAL und
WERNICKE als ihre Gipfel gekennzeichnet. Diese Periode trägt
den materialistischen Gedankengängen ihres Zeitalters Rechnung:
die Seele wurde ihr nichts, das Gehirn alles. Der unvergängliche
Gewinn, den sie brachte, war die Erforschung der somatischen
Genese und der zerebralen Lokalisation. Heuristisch wurde jede
genetische Erklärung psychischer Zustände ins Physische ge-
wendet und durch Zuweisung an irgendeine Gehirnstelle als vollzogen erachtet. So gelang zum ersten Male eine Reihe genetischer
Induktionen auf Krankheitseinheiten, welche rein zerebral bestimmt waren. Das wichtigste und im Leben fast allein untersuch-
bare Merkmal aller Geisteskranken, der psychische Zustand in
seiner jeweiligen Besonderheit, wurde nicht an sich betrachtet,
sondern diente nur im allgemeinen zum Signal für die Annahme
von Hirnprozessen, die es zu lokalisieren galt.

Auf die Dauer mußten sich trotz glänzenden Forschungsauf-
stieges aus dieser Einseitigkeit des leitenden Gedankens gewisse
Schwierigkeiten ergeben. Methodisch wurde mehr und mehr
bedenklich, daß die anatomischen und physiologischen Forschungs-
möglichkeiten der ihnen gestellten Aufgabe, der Lokalisation der
Gehirnfunktionen und der Bindung der psychischen Ablauf-
gruppen an diese Gehirnfunktionen, einfach nicht gewachsen
waren. Das Fehlen methodischer Möglichkeiten mußte dazu
führen, daß an die Stelle der physiologisch-anatomischen Induktionen, die zu gewinnen die Forschung nicht vorgeschritten genug
war und deren Verknüpfung mit den psychologisch-klinischen
Bildern kein Problem löste, sondern unübersehbar viele neue
schaffte, die psychophysiologische Hypothese trat. Die Gefahr
dieser Entwicklung lag darin, daß die morphologisch geltenden
Ordnungsgesichtspunkte unbesehen auf das Psychische übertragen
wurden; und umgekehrt wurden die nur psychologisch trennbaren
Einheiten ohne weiteres mit räumlich trennbaren Gehirnstellen,
mit morphologisch gewonnenen Einheiten gleichgesetzt. Sowohl

der Reichtum der psychologischen Mannigfaltigkeit als auch
das innere Gesetz der morphologischen Befunde mußte durch
derartige Identifizierungen eine schematisierende und ihrer jeweiligen inneren Struktur nicht entsprechende Vereinfachung
erleiden.

Hierzu traten mehrere Schwierigkeiten, deren Ausgangspunkte
zwar in materialen Forschungsergebnissen liegen, deren Konsequenz jedoch von prinzipieller und methodischer Tragweite ist. Die
erste derselben kam in der neueren Hirnphysiologie zur Geltung;
sie fand bei P. MARIE, bei MONAKOW und GOLDSTEIN ihre ent-
scheidende Formulierung. Diese geht in Kürze dahin, daß bei
allen „lokalisierten" Vorgängen und Störungserscheinungen immer
das ganze Zentralnervensystem, der ganze Organismus in seiner
jeweiligen Situation zur Umwelt und der gerade gestellten Aufgabe, konstitutiv beteiligt ist. Immer ist die jeweils „lokalisierte"
Störung der Ausdruck eines organismischen Gesamt- oder Ganz-
heitsverhaltens. Es ist nicht so, wie noch die klassische Ära
WERNICKES voraussetzte: daß einem lokalen isolierten Hirndefekt
ein lokalisierter isolierter Ausfall im Psychischen entspreche. Vielmehr ist der lokale Hirnprozeß nur eine Bedingung des Zustandekommens der Störung; und diese bedingende Rolle spielt er auch
nur in seiner Beziehung zum Gesamthirn, zum Gesamtorganismus,
und zur konkreten Situation, in welche die jeweils zu leistende
Aufgabe die erkrankte .Person hineinstellt. Diese Beziehungen
aber stellen die einzelnen Determinanten der Störung als unselb-
ständige Teilgebilde eines strukturellen und dynamischen
Ganzen hin, als Konstituentien einer Gestalt (WERTHEIMER), aus
der etwa der anatomische Herd in seiner spezifischen „Wirksam-
keit" nur künstlich so herausgelöst werden darf, wie dies MEYNERT
und WERNICKE noch unbefangen tun zu können vermeinten. Es
zeigte sich dieser neueren Forschung ferner, daß auch der — für
jede Lokalisationslehre vorauszusetzende — Begriff des isolierten
Ausfalls im Psychischen de facto nicht zutraf. Bei genügend
genauer Beobachtung erweisen beide Bestimmungsstücke sich als
irrig: weder um „isoliertes" Auftreten einer Störung handelt es
sich, noch hat dieselbe „Ausfalls"-Charakter. Bei allen in Frage
kommenden Störungen — praktischen, phasischen, mnestischen,
gnostischen usw. — ergeben sich stets nur Leistungserschwerungen,
Entdifferenzierungen (GOLDSTEIN), Niveauabsenkungen, Umwegs-

leistungen, deren Komponenten faßbar sind. Und niemals liegen diese Verschiebungen in der Dynamik der konkreten Leistung nur oder ausschließlich auf einem einzelnen Funktionsgebiet isoliert; sondern stets wurzeln sie in den Grundlagen des Gesamtverhaltens, in welchem sie überall nachweislich sind. Damit aber entfallen die physiologischen wie die psychologischen Voraussetzungen jenes Lokalisationsbegriffes, der als leitende Forschungshypothese über der ganzen psychiatrischen Epoche stand.

Was tritt an seine Stelle? Wo die physiologische Doktrin in ihrer unbefangenen Unmittelbarkeit versagt hat, da regt sich faktisch heute überall psychopathologische Einzelbeobachtung und Forschung. Neben die kritische Resignation, die den Lokalisationsgedanken in dem großartigen hirnpathologischen Bau eines MONAKOW durchweht, treten die differenzierten rein-psychologischen Beobachtungen von GOLDSTEIN und GELB, von BOUMANN und GRÜNBAUM, von LOTMAR, WOERKOM und MONAKOWS Schülern u. a. Keineswegs soll und wird dieser Umschlag bedeuten, daß die „neurologische Forschungsrichtung" (PICK) ihre maßgebliche Bedeutung eingebüßt habe oder je einbüßen könne. Wohl aber besagt diese Wendung der Arbeitsweise eines: das psychische Gegebenheitsmaterial tritt vor die hirnphysiologische Doktrin; es wird nicht mehr von jener aus oder im Hinblick auf jene theoretisch verändert, sondern seinem Eigenwesen nach sorgsam erfaßt, und erst dann mißt sich die psycho-physiologische Hypostasierung ihm an. An die Stelle der anatomisch-statischen Mechanik tritt die funktional-dynamische Betrachtung der psychophysischen Gesamtgestalt; methodisch wird der Grundsatz maßgebend: Psychologica psychologice — und lokalisatorische Hoffnungen und Ansprüche verharren in einer ideellen heuristischen Position, die um so fruchtbarer werden kann, je mehr sie an die Ergebnisse der autonom-psychologischen Arbeitsweisen anbaut.

Etwas ganz Ähnliches hat ein anderes Gebiet klinischer Forschung mit sich gebracht. BONHOEFFER hat als erster gewisse klinisch-pathologische Gesichtspunkte zusammengefaßt, die sich vor allem aus dem Studium der „symptomatischen Psychosen" ergaben. Hier besteht auf der einen Seite eine wechselnde ätiologische Bedingungsreihe — fieberhafte Infektionen oder toxische Schädigungen verschiedenster Art usw. —, auf der anderen Seite eine relativ feste Typik syndromatischer Bilder: Korssakowartige, amentive, delirante usw. In der Lehre von den „exogenen Reaktionstypen" sucht BONHOEFFER diese Syndrome als trans-individuell-typische Funktionsformen des biologisch geschädigten Zentralnervensystems zu erfassen. Die schädigenden Noxen wirken zwar nicht spezifisch, aber doch mit einer gewissen Elektivität; gemeinsam ist ihnen die Wesensfremdheit gegenüber dem befallenen Gehirn und seiner biologischen Eigenfunktion. Andererseits muß die Fähigkeit des Gehirns, auf solche verschiedenartigen Noxen mit gleichbleibender syndromatischer Typik zu „reagieren", bio-logisch irgendwie präformiert sein — zwar nicht „endogen", indi-viduell-wesensmäßig, wohl aber gattungs- oder gruppenmäßig.

Welcher Art nun sind die Probleme, auf die uns diese Lehre führt? Letzten Endes unterstehen sie gewiß dem zerebral-physio-pathologischen Forschungsgesichtspunkt, der diese ganze Aera leitet. Aus ihm allein ist z. B. eine schärfere Erfassung jenes biologischen Reaktionsbegriffes möglich, den BONHOEFFER hier aufstellt. Allein es ist nicht verkennbar, daß schon die hier ge-gebene Fragestellung selber ausschließlich auf psychologisch gewonnenen Sachverhalten beruht. Sowohl die Sonderung der exogenen Syndrome als auch die Heraushebung ihrer Gemein-samkeiten ist das Werk psychologischer Arbeit. Nicht bloße klinisch-pathologische Registrierung des statistisch häufigen Zu-sammenkommens psychischer Einzelsignale liegt vor. Sondern damit hinter jedem Syndrom die physiologische Frage überhaupt auftauchen kann, muß eben dies Syndrom als eine innere Zu-sammengehörigkeit autonom-psychologischer Art, als eine patho-logische Struktur des Gesamtseelischen einleuchten. Diese Ordnungs- und Abgrenzungsfrage des Pathopsychisch-Struktu-rellen, das als Korssakow, als Amenz, als Delir usw. jeweils die Gesamtheit des seelischen Lebens und Verhaltens einheitlich-typisch modifiziert, ist noch in den Anfängen begriffen. Von ihrer Lösung aber hängt die weitere Arbeit ab; denn ihr Gelingen allein begründet die Berechtigung, von in sich einheitlichen Reak-tionsformen transindividueller Art zu sprechen und damit die physiologischen Probleme, die sich daraus ergeben würden, über-haupt erst einmal zu beglaubigen.

Auch hier liegt also im Wesen der Forschung, mit autonom-psychologischen Arbeitsweisen in die physiologische Hyposta-sierung einzugreifen, um letztere zu sichern und fruchtbar zu machen. Sie stehen am ideellen Ende einer Heuristik, die von der pathopsychologischen Seite her allererst möglich gemacht wird.

Eine weitere Schwierigkeit für diese Periode der Forschung lag in den Problemen der Psychopathien. Die Annahme genetisch wirksamer, lokalisierbarer Hirnprozesse mußte hier naturgemäß versagen. Hypothetische Theorie behalf sich zunächst mit imaginären Hirnveränderungen, Stoffwechselvergiftungen usw. Molekularmechanische „Mythologien" des Gehirns entstanden in nicht ganz geringer Zahl. Seit MOREL und MAGNAN wurde mit dem Degenerationsbegriff noch ein allgemeiner psychophysischer Begriff für die Verursachung der Psychopathien hinzugebracht. Allein so heuristisch wertvoll die Degenerationslehre sich auch heute noch erweist, so ist doch nicht zu verkennen, daß der Degenerationsbegriff in seiner psychiatrischen Anwendung mehr und mehr die deskriptive Schärfe seiner Merkmale und Abgegrenztheit verlor, die er in der somatischen Pathologie besitzt. Zuletzt bleibt bloß noch eine begrifflich unklare Beziehung zur Erblichkeit und zu anthropologischen Kriterien übrig, und im übrigen wird er zu einer recht willkürlichen pseudobiologischen Wertbezeichnung. Seine Ausbreitung in der Psychiatrie, durch die forensische Praxis begünstigt, zog das Eindringen weiterer Wertbegriffe in eine bis dahin rein deskriptive Wissenschaft nach sich und bahnte, bei dem Mangel klar herausgearbeiteter Kriterien für derartige Wertungen, einen nicht ganz gefahrlosen Nebenweg für die Forschung an.

Hiermit ist naturgemäß nichts über die grundsätzliche Berechtigung von Wertbegriffen in der Psychiatrie ausgemacht. Dieses Problem bedarf vielmehr besonderer wissenschaftstheoretischer Prüfung. Es gipfelt, wie schon HELLPACH (Grundgedanken zur Wissenschaftslehre der Psychopathologie I, Arch. f. d. ges. Psychol. Bd. 7, S. 143 ff.) erkannte, in der Frage, inwieweit soziale Momente zum Kriterium psychischer Typen zu werden vermögen. Da ich diese Untersuchung an anderer Stelle (Allg. Zeitschr. f. Psych. Bd. 72, 1914) ausführlich durchgeführt habe, wird hier davon abgesehen. Ebensowenig ist, mit der obengenannten logischen Feststellung, der Degenerationsbegriff in seiner ungeheuren heuristischen Bedeutung für die psychiatrische Konstitutionspathologie etwa abgetan.

Die zweite Periode der wissenschaftlichen Psychiatrie konnte also, nach der Struktur ihrer Methoden und ihrer hirnpathologischen Gesichtspunkte, dem psychiatrischen Problemkreis ebenfalls nicht nach allen Seiten hin gewachsen sein.

Den beiden skizzierten Perioden ist ein merkwürdiger Mangel gemeinsam, der aber mit Notwendigkeit aus ihrer jeweiligen Arbeitsweise folgt: sie haben keinen durchgearbeiteten klinischen Krankheitsbegriff, der auf die psychotischen Formen und Abläufe anwendbar wäre. Die erste Periode differenzierte nur die Erscheinungen und Zustände voneinander — nach einem konstruktiven System ihrer fundierenden Funktionen; aber alle Mannigfaltigkeit, zu deren theoretischer Ordnung sie so gelangte, gehörte ätiologisch der einen Störung des Geistes zu, der psychischen Krankheit, die dämonologisch oder moralisch bedingt ist. Die zweite Epoche setzt eine psychophysische Formel als Erklärungsgrund für das Auftreten von psychischen Symptomen an, und verwendet die letztere nur insoweit zergliedernd und differenzierend, als diese Arbeit zur zerebralen Bestimmung der psychischen Prozesse dienen kann. Sie überträgt willkürlich Gesichtspunkte extensiver, insbesondere morphologischer Trennung und Ordnung auf das völlig heterogene seelische Material. Sowohl dessen analytische Struktur als dessen zeitliche Beziehungen werden außer acht gelassen, als auch das zeitliche Moment überhaupt, die Verlaufsweisen. Natürlich ist es nicht so, daß ein Meister wie WERNICKE diesen Dingen keine Beachtung geschenkt hätte; aber sie waren ihm für die Ausbildung seiner eigentlichen Forschungsmethoden nicht von der gleichen konstitutiven Wesentlichkeit wie seine hirnpathologischen Leitmaximen. Und es ist bezeichnend, daß auch in dieser Forschungsepoche — so heterogen sie sich sonst zu der ersten Periode der Psychiatrie verhält — bei mehreren Forschern, etwa bei NEUMANN oder bei ARNDT, der Gedanke der Einheitspsychose wieder auftritt, deren verschiedene Sonderformen nur Variationen des Ortes und der Zeit darstellen.

Auf Grund der Vorarbeit dieser beiden Epochen, und doch in starkem Gegensatz zu ihnen entwickelte sich die dritte Periode wissenschaftlicher Psychiatrie, eingeleitet durch KAHLBAUM und HECKER und zur Höhe geführt durch KRAEPELIN. Ihr kennzeichnendes Merkmal ist die nosologische Fragestellung.

So klar diese nosologische Fragestellung insbesondere von KRAEPELIN inauguriert wurde, so haben sich dennoch, seit NEUMANN zuerst Symptome und Habitualformen voneinander unterscheiden wollte, immer wieder begriffliche Unklarheiten in diese Fragestellung eingeschlichen, die in erster Linie davon herrührten, daß man den patho-

genetischen Krankheitsbegriff und den klinischen Krankheitsbegriff
nicht genügend voneinander trennte. So kam der noch heute be-
stehende Streit auf, der sich um die Existenz der Krankheitseinheiten,
ja um die Berechtigung des Begriffes der Krankheitseinheit, und um
das Verhältnis der Krankheitseinheit zum Symptom in der Psychiatrie
dreht. Man streitet darüber, ob die Krankheitseinheit eine Realität
(BLEULER, Dem. praec., S. 221 ff., Wien 1908) ist, ob sie ein Orientierungsgesichtspunkt (JASPERS, Allg. Psychopathol., S. 257, Berlin
1913) ist oder nur ein Phantom (HOCHE, Zeitschr. f. d. ges. Neurol.
u. Psychiatr. Bd. 12, S. 540), und welche Rolle bei all diesen Auffassungen das Symptom spielt.

Hierzu sei angedeutet: wenn der Begriff der Krankheit derjenige
eines genetischen Gesetzes ist, so ist die Krankheitseinheit eben die
Einheit dieses Gesetzes. Diese Einheit gilt mit Notwendigkeit; und
die Frage, ob die Krankheit eine Realität sei oder nicht, beruht also
auf einer mißverständlichen Anwendung des Wortes Realität. Sie
ist ein Gesetz für Realitäten, nämlich für empirisch gegebene Sachverhalte. Sind solche Realitäten diesem Gesetz subsumierbar, so
liegt ein Realfall der Krankheit vor. Weder die Krankheiten selber
noch ihre Einheitlichkeit sind bloße Konventionen oder Orientierungs-
gesichtspunkte. Sondern entweder sie sind : dann sind die Gesetze
für Sachverhalte; oder sie sind nicht: dann sind sie Phantome.

Die Rede von dem Konventionscharakter der Krankheitsabgren-
zungen beruht auf einem Mißverständnis des Verhältnisses von pathogenetischer und nosologischer Begriffsbildung. Es ist eine verschiedene
Fragestellung, ob man die Bestimmungsstücke des Gesetzes selber
zu erforschen sucht, oder ob man nur hinreichend sichere Merkmale
dafür sucht, daß ein solches Gesetz, eine solche Krankheitseinheit
vorliegt, ohne daß deren eigene Merkmale schon bekannt sind. Letzteres umschreibt den nosologischen Krankheitsbegriff der Klinik,
ersteres den pathogenetischen Krankheitsbegriff. Die Logik lehrt,
daß abstraktive Heraushebungen von Gleichartigem immer an einem
Gesichtspunkt orientiert sein müssen, der den Sinn und das Kriterium dafür gibt, wie Gleichartigkeit gerade gemeint ist. Der nosologische Krankheitsbegriff in seiner jeweiligen Abgrenzung ist nun
ein solcher leitender Gesichtspunkt für Abstraktionen, Unterordnun-
gen und vorläufige induktive Schlußweisen. Damit ist nicht gesagt,
daß er nur ein Orientierungsgesichtspunkt ist; er muß vielmehr,
sobald er zum Ordnungsprinzip von Erscheinungen wird, als gültig
vorausgesetzt werden. Jenseits dieser Ordnung kann er sich als falsch
erweisen; tut er das aber, so hat er auch vom gleichen Momente an
seine Rolle als theoretisches Ordnungsprinzip ausgespielt. Der nosologische Krankheitsbegriff der Klinik ist also eine echte naturwissenschaftliche Hypothese. Und nichts setzt ihn — wie alle
naturwissenschaftlichen Hypothesen — mehr herab, als die Versuche, ihn prinzipiell für eine Konvention im Sinne POINCARÉS oder
für eine Fiktion VAIHINGERS auszugeben. Dadurch wird die klinische
Psychiatrie gegenüber ihren medizinischen Schwesterdisziplinen

denkerisch entwertet. Diese prinzipielle Festsetzung ändert natürlich nichts daran, daß historisch und praktisch die jeweils aufgestellten, aber hinsichtlich Begründung und Begrenzung noch schwankenden Krankheitsgruppierungen rein klinischer Art einen Vorläufigkeitswert haben, der vorwiegend ihrer praktisch-sozialen Anwendung zugute kommt. Diese Anwendung ist eine rein konventionelle, und in diesem Sinne ist ein Konventionalismus der klinischen Diagnostik gerade in der Psychiatrie unumgänglich und zur Verständigung notwendig.

Auch dies sei noch gesagt, daß die nosologisch-klinische Fragestellung der pathogenetischen heuristisch immer vorangeht. Nur wenn man erkannt hat, daß ein einheitliches Gesetz der Genese von Gleichartigem vorliegt, hat es einen wissenschaftlichen Sinn, nach den Bestimmungen dieses Gesetzes zu forschen. Der ätiologische Krankheitsbegriff ist ein Unterbegriff des pathogenetischen. Krankheit ist immer das Gesetz einer Wechselwirkung; von dieser gibt der ätiologische Krankheitsbegriff die eine Bedingungsreihe an, nämlich die Anlässe des Eintritts. Er gibt also zur Wesensbestimmung der Krankheit zwar die notwendigen Merkmale, aber nicht die hinreichenden.

Zum Verständnis der klinischen Epoche der Psychiatrie muß ferner vorausgeschickt werden, daß auch die Stellung des Symptoms, d. h. die Beziehung des Phänomens zur Krankheit, eine wesentlich andere ist, wenn unter Krankheit der klinisch-nosologische oder der pathogenetische Krankheitsbegriff gemeint ist. Der letztere Fall ist einfach: ist das ätiologisch-pathogenetische Gesetz vollständig bestimmt, so besteht zwischen Krankheit und Symptom die gleiche Beziehung zwischen Grund und Folge, wie solche in allen empirischen Wissenschaften nach der Theorie der Induktion zwischen Gesetz und Einzelwirkung besteht. Bei vollständig bestimmter Pathogenese gibt es keinen prinzipiellen Unterschied mehr zwischen primären und sekundären, Grund- und Nebensymptomen. Vielmehr ist dann die Mittelbarkeit der Abhängigkeit von dem Gesetz graduell abstufbar. Freilich ist dies ein idealer Grenzfall. Je weniger vollständig das genetische Gesetz bestimmt ist und je mehr hinzutretende Bedingungen sonst noch mitspielen, um so mehr wandelt sich diese Beziehung des Realgrundes zur Folge in diejenige des Erklärungsgrundes um.

Anders beim Verhältnis des klinischen Krankheitsbegriffes zum Symptom. Dieser ist ja seinen eigenen Bestimmungsstücken nach noch unerkannt und nur durch die Symptome hinreichend abgegrenzt. Trotz dieser rein symptomatologischen Definition enthält

er aber mehr als die bloße Summe der Symptome, ist er mehr als
eine „Symptomenkoppelung" (HOCHE). Er enthält nämlich darüber hinaus den Anspruch, eine Einheit zu sein und ein — noch
unbekanntes — Gesetz anzuzeigen. Die Symptome werden zwar
durch diesen klinischen Krankheitsbegriff weder real kausalisiert,
noch erklärt, noch fundiert; und dennoch wird durch ihre Zusammenordnung zur klinischen Krankheit behauptet, daß das
Gesetz ihrer Genese das gleiche und einheitliche und von anderen
unterschieden ist. Das Verhältnis von Symptom und Krankheit
im klinisch-nosologischen Sinne ist also nicht nur ein logisches:
von Merkmal und Begriff — sondern zugleich ein theoretisches;
vom Teil zum Ganzen, welches die Form der Einheit, und zwar
der nichtlogischen, synthetischen Einheit hat. Die Symptome
sind also zwar logisch als disparate Inhalte in der Sphäre eines
Begriffes — des klinischen Krankheitsbegriffes — darstellbar,
aber ihre Beziehung zum Begriffe ist keine analytisch formale[1].
Praktisch freilich stellt sich das Verhältnis der Symptome zur
Krankheit in der Psychiatrie nicht mit solch grundsätzlicher
Strenge dar. Es handelt sich nämlich nicht sowohl darum, unter
Voraussetzung eines nosologischen Krankheitsbegriffes über die
Zugehörigkeit von Symptomen zu ihm zu entscheiden, sondern
es handelt sich um das Umgekehrte: eine Krankheit aus ihren
Symptomen zu erkennen. Gegeben sind hierbei die Symptome,
eben als Anzeichen von Krankheit. Freilich können sie diese Anzeichen bloß dann sein, wenn sie als direkte oder abgeleitete
Merkmale des Krankheitsbegriffes denkbar sind. Aber ihre Zugehörigkeit zum Krankheitsbegriff ist nur ein notwendiges, jedoch
kein hinreichendes Kriterium für ihr Zeichensein, für ihren Wert
als Erkennungsgrund der Krankheit. Denn jedes Phänomen ist
prinzipiell als Folge verschiedener Bedingungskonstellationen
möglich; und in der Psychiatrie ist es auch tatsächlich so, daß
die verschiedensten „Symptome" nicht etwa an eine klinische
Krankheitseinheit fest gebunden sind, sondern bei allen möglichen Krankheiten auftreten. Praktisch entscheidet hier die Aus-

---

[1] Vgl. hierzu die Ausführungen von MEYERHOF: Zur psychologischen Theorie der Geisteskrankheiten. S. 81 ff. Göttingen 1910. Der
Ausdruck der logischen Beziehung des nosologischen Krankheitsbegriffes zu seinen Symptomen wäre vielmehr derjenige des synthetischen Urteils vom Typus der konjunktiven.

schließlichkeit oder statistische Häufigkeit der Zuordnung eines Symptoms zu einer Krankheit über seinen pathognomonischen Wert. Aber nichts spricht dagegen, daß ein pathognomonisches Symptom pathogenetisch höchst abgeleitet und irrelevant zu sein vermag.

Das Aufwerfen der nosologischen Fragestellung in der Psychiatrie war gerade hier von besonderer Notwendigkeit und Fruchtbarkeit. Denn die Anwendung pathogenetischer Vorstellungen auf Psychisches, wie sie die Aera der zerebralen Lokalisation mit solcher Kühnheit versucht hatte, stößt auf die gezeigten, grundsätzlichen Schwierigkeiten. Im Psychischen ist schon die der Physiologie analoge genetische Bedingungsreihe der normalen Funktionen überhaupt nicht zu ermitteln; davor steht als Riegel das psychophysische Problem. Zu ermitteln ist nur Art und Leistung der Funktionen selber. Ihre typischen Seinsweisen und Formen sind abstraktiv, ontologisch und phänomenologisch feststellbar und experimentell nach verschiedenen Momenten prüfbar. Außerdem sind einige kausale Inhaltszusammenhänge innerhalb des Seelischen als typische konstatierbar. Genau das Gleiche ist auch bei der kranken Psyche erreichbar. Es fehlt also ganz das Material genetischer Beziehungen, aus welchem pathogenetische Krankheitsgesetze bestimmbar würden. Diese Feststellung gilt unabhängig davon, ob man die Trennung der sogenannten organischen von den sogenannten funktionellen Psychosen als berechtigt betrachtet oder, nach meiner Überzeugung, als prinzipiell unberechtigt und heuristisch gefahrvoll ablehnt.

Die Psychiatrie muß daher — und diese Erkenntnis ist die Großtat KRAEPELINS — bei der Lösung der nosologischen Aufgabe stehen bleiben und das Bestehen von Krankheitseinheiten auf Grund einer rein deskriptiven Analyse mit Merkmalen bestimmen, ohne diese Krankheitseinheiten selber pathogenetisch determinieren zu können.

Die bekannten Gesichtspunkte KRAEPELINS beruhen auf einer abstraktiven Heraushebung des Gleichartigen. Nach ihrer Gleichartigkeit grenzen sich die Krankheitsbilder ab. Der Abstraktionsgesichtspunkt derselben ist der, daß die Gleichartigkeit einen Rückschluß auf die Gesetzmäßigkeit erlaubt, ist also die leitende Maxime für Induktionen. KRAEPELIN hat vier solche leitende Maximen aufgestellt: erstens die Gleichartigkeit der Ursache, zweitens die Gleichartigkeit des anatomischen Befundes, drittens

die Gleichartigkeit der Verläufe, viertens die Gleichartigkeit der
Zustände. Die beiden ersten Gesichtspunkte gehören zur pathogenetischen Fragestellung, aber ohne daß durch sie diese Fragestellung im wesentlichen erschöpft würde. Beide sind vielmehr
nur geeignet, äußere Indices für die Annahme bestimmter Patho-
genesen zu sein, ohne diese in ihrem Wesen selbst aufzuhellen.
Sie enthalten nur Anzeichen und Einzelheiten über den somatischen Begleitprozeß psychotischer Erscheinungen; aus ihnen
kann nicht mehr geschlossen werden, als daß eine bestimmte Ursache Hirnveränderungen gesetzt hat, die — etwa im Falle einer
diffusen Rindenerkrankung — geistige Veränderungen, Ver-
blödung, neurologische Gehirnsymptome mit sich brachten. Die
psychologische Eigenart der geistigen Veränderungen aber läßt
sich einsichtig aus diesem Gesichtspunkte heraus nicht ohne Rest
bestimmen. Nicht als ob auch nur im mindesten die große Bedeutung derartiger Feststellungen in Zweifel gezogen werden soll: die
Geschichte der Abgrenzung der Paralyse, der nichtentzündlichen
diffusen Hirnlues und vieler anderer Psychosen wäre eine voll-
kommene Widerlegung solch sinnloser Einseitigkeit. Dies aber darf
die oben getroffene ganz prinzipielle Feststellung nicht hindern.

Es bleiben also zur Erfüllung der nosologischen Fragestellung
in ihrer klinischen Spezifität die beiden anderen grundlegenden
Gesichtspunkte KRAEPELINS. Diese beiden — das Verlaufs- und
das Zustandskriterium — enthalten in der Tat die Vorbedingungen
zur Schöpfung nosologischer Entitäten. Allein Verläufe sind,
prinzipiell gesehen, nur Folgen von Zuständen aufeinander; mithin liegt, worauf schon BLEULER[1] hingewiesen hat, das Kriterium
für die Ablauftypen in den Zuständen, die aufeinander folgen;
das Ablaufskriterium ist im Prinzip auf das Zustandskriterium
zurückführbar. Halten wir uns, unter Absehen von den groben
dementiven Psychosen bei organischen Erkrankungen des Gehirns, an das Konvolut von Psychosen, dem KRAEPELINS Haupt-
arbeit gegolten hat und in welchem er die Formen und Gruppen
der Dementia praecox einerseits, des manisch-depressiven Irre-
seins und der Psychopathien und ihrer Psychosen andererseits
bis ins Einzelne zu gliedern gesucht hat: was war hier für ihn der
grundsätzliche Unterscheidungsgesichtspunkt in der nosologischen
Wertung aller dieser verschiedenen Verlaufstypen? Zunächst der

---

[1] l. c. S. 229.

praktisch wichtige, aber doch logisch heteronome Gesichtspunkt
der Prognose — logisch heteronom deshalb, weil er sich nicht
einsichtig mit dem Wesen dieser Psychosen verbinden läßt.
Warum es in der Natur der Melancholie liege, eine günstige Prognose abzugeben, und warum es in dem Wesen der Schizophrenien
läge, eine ungünstige Prognose abzugeben: darüber hätte doch
nur dann etwas ausgemacht werden können, wenn die konstitutiven Merkmale dieser Krankheiten bekannt wären — und dies
widerspricht geradezu dem Prinzip, nach welchem sie aufgestellt
wurden. Denn dies Prinzip war eben — neben den Zuständen
— der Verlauf. Man wollte mit diesen Krankheitsbegriffen gerade
die progredienten Abläufe von den reversiblen trennen. Allein
so lange es blinder Zufall blieb, daß gewisse Verlaufstypen fort-
schritten, andere reversibel waren, und so lange diese Eigenschaft
nicht aus dem nosologischen Wesen der betreffenden Psychosen
begründet werden konnte, so lange war dieses Einteilungsprinzip
nach Verläufen ein zweischneidiges Schwert. Schon die bloße
Statistik der Abläufe mußte zeigen, daß man so nicht zum
Ziele kommen konnte. Verlaufstypen, die lange Jahre hindurch
dem manisch-depressiven Irresein anzugehören schienen, nahmen
dann doch einen progredienten Verlauf. Typische Melancholien
verliefen bald progredient (in höherem Alter), bald reversibel. Für
die stationären Manien mußte eine besondere Krankheitsgruppe
geschaffen werden, die wesensmäßig dem Merkmal der guten Prognose des Verlaufs bei Manie widersprach. Schizophrene Verlaufstypen beginnen häufig mit vieljährigen zyklischen Bildern. Andere
haben zwar einen typisch schizophrenen Anfangsverlauf, dann
aber nach Jahren Remissionen von langer Dauer, so daß man praktisch von ihrer Heilung sprechen kann. Unendlich vieles hat die Literatur der Kraepelinschen Ära nach dieser Richtung hin an solchen „Ausnahmen" zusammengetragen: und man behauptet nicht
zu viel, wenn man sagt, daß unter Zugrundelegung der Kraepelinschen nosologischen Gruppierung — also der Gruppierung nach
dem Verlaufstypus — die Zahl der atypischen Verlaufsbilder diejenige der typischen übertrifft, d. h. aber nichts anderes, als daß
das statistisch prognostische Verlaufskriterium ständig durch die
Beobachtung selber in Frage gestellt wird und sich — wenigstens in
der äußerlichen Form des nosologischen Klinizismus — zur Begründung von Krankheitseinheiten als nicht genügend tragfähig erweist.

Besonders bezeichnend für diese Aporie ist z. B. die Konstruktion des Paranoia-Begriffes bei KRAEPELIN. Die unter diesen gehörigen Fälle sind nach einem Menschenalter noch von genau der gleichen Zustandseigenart wie am Beginn der Psychose; eine dementive Progredienz besteht nicht. Andererseits handelt es sich nicht um reversible Verlaufsformen. Lediglich auf Grund dieser Feststellung, so äußerlich und für das Wesen der Paranoiker irrelevant sie ist, faßte KRAEPELIN die „rein" paranoischen Fälle zu einer besonderen nosologischen Entität zusammen. Niemand weiß, was dies für eine Entität sein könnte. Daß es psychodynamisch im Wesen gewisser abnormer Persönlichkeitsentwicklungen liegen könne, einen psychologisch irreversiblen Gang zu nehmen, und daß KRAEPELINS Paranoiker alle psychologischen Kriterien dafür bieten, unter einen derartigen pathopsychologischen Grundmechanismus der Persönlichkeitsentwicklung unterstellt zu werden — diese Forschungseinstellung hat KRAEPELIN selber nicht gelten lassen: in ihr läge ja ein Anspruch der Psychologie, seinen nosologischen Kriterien gleichgeordnet zu fungieren.

Daß sich die Schaffung nosologischer Entitäten nach den bloßen Verlaufskriterien auf dem genannten Gebiete mit apsychologischen Mitteln nicht vollziehen ließ, wurde in der Folgezeit dadurch etwas verschleiert, daß man die nosologischen Entitäten zu „Krankheitsgruppen" elastisch erweiterte. Allein so viele Probleme die einzelne Krankheitsgruppe nach Begriff und Wesen in sich schließt —, ursprünglich verdankt sie ihre Entstehung nur der Tatsache, daß die Unterordnung der Fälle nach dem Verlaufskriterium tatsächlich fast nie glatt aufgeht. Welche wissenschaftlichen Konsequenzen sich — für Konstitutionsforschung, präformierte Reaktionsweisen, ätiologische Faktoren exogener und endogener Art und nicht zum mindesten für die psychologische Forschung — aus der Begriffssetzung derKrankheitsgruppen ergeben, davon wird noch zu sprechen sein. Der reine Klinizismus im Sinne KRAEPELINS verfuhr jedenfalls bei der Aufstellung der Krankheitsgruppen nicht mit völliger Folgerichtigkeit gegenüber seinen eigenen heuristischen Prinzipien.

Niemand hat härter über diese rein klinische Phase schematisierender Krankheitseinteilungen geurteilt als BLEULER, dessen trocken ironische Aufzählung der literarischen Meinungen zur Nosologie der Dementia praecox die Sätze enthält: „Viele Patienten tragen genau so viele Diagnosen mit sich herum, als sie Anstalten besucht haben. Auch innerhalb der gleichen Schule ist dem einen schon eine Paranoia, was der andere noch eine

Melancholie nennt. Die Zwischenformen, die atypischen Fälle, muß man eben durch einen Gewaltspruch irgendwo unterbringen."

Eine Gruppe von Forschern lehnte angesichts dieser Sachlage die Einteilungsweise klinischer Entitäten nach der Ablaufsweise ab. Allein wenn ZIEHEN die Kranken nach der vorwiegenden Symptomengruppe klassifiziert und hierfür als heuristische Leitlinie etwa aufstellt: die Symptome sind die Krankheiten in der Psychiatrie, und bei ihrem Wechsel transformiert sich eben die Krankheit in eine andere, — so ist dies keine Lösung des nosologischen Problems in der Psychiatrie, sondern eine Resignation davor. Einem derartigen Krankheitsbegriffe wie demjenigen ZIEHENs fehlt der Grundcharakter, daß damit ein Gesetz des pathogenetischen Geschehens erfaßt sein soll — es fehlt ihm also der nosologische Grundgesichtspunkt. Dies hat SCHROEDER hinreichend dargetan (Gaupps Zentralbl. 1909, S. 903). Mit Recht hat er das ZIEHENsche Systematisierungsprinzip der Psychosen seiner logischen Art nach mit dem LINNÉschen botanischen System in Analogie gebracht. Genau wie dessen logizistische Künstlichkeit von der Klassifikation der „natürlichen" Systematik überholt wurde, so muß dies auch für die Systematik der Psychosen gelten.

Diese Schwierigkeiten des psychiatrischen Klinizismus KRAEPELINS haben, unbeschadet der gewaltigen Größe seiner Leistungen, ihren Entstehungsgrund darin, daß niemals mit voller und bewußter Konsequenz das psychotische Zustandsbild in durchgängiger beschreibend-funktionaler und genetisch-dynamischer psychologischer Analyse zum eigentlichen nosologischen Kriterium gemacht wurde. Zwar war es tatsächlich immer ein solches Kriterium, gerade auch bei der Abgrenzung klinischer Verläufe voneinander — aber ohne daß man darauf geachtet oder es systematisch untersucht hätte. Aber beispielsweise ist die KRAEPELINsche Aufstellung der Endzustände in der Dementia praecox nichts anderes als das Eingeständnis dieses prinzipiellen Sachverhalts. Er hat, freilich nicht explizite, das Zustandsbild in diese Rolle für die nosologische Forschung eingesetzt. Aber dies geschah niemals auf Grund einer ausreichend genauen psychologischen Deskription desselben, einer Deskription von autonomer Geltung, lediglich orientiert an den Methoden und Voraussetzungen psychologischen Erfassens selber. Es geschah immer nur in einer verwaschenen Gemeinsamkeit und Verbundenheit mit vielen anderen Zustandsbildern, wobei willkürlich bald auf dies, bald auf jenes besonderer Nachdruck gelegt wurde: sei es eine Besonderheit der Affektivität, des äußeren Verhaltens, der Psychomotorik, der Inhaltsbildung des Bewußtseins oder dergl.

Es ist aber klar, daß diese deskriptive Analyse von Zustandsbildern nur geleistet zu werden vermag mit psychologischen Mitteln. Und hierbei muß die psychologische Forschung frei sein von jeder Bindung an vorausgesetzte oder vermeintliche klinizistische Entitäten, die ja erst aus dem Ergebnis der psychologischen Analyse der Zustände hergeleitet werden sollen. Sonst würde bei diesem Verfahren logisch eine Diallele, praktisch eine schematisierende Verbiegung der einzelnen Fälle unausbleiblich sein. Erst aus solcher autonom psychologischen Analyse der Zustandsbilder kann auch etwas darüber ausgemacht werden, ob und inwieweit der Wechsel des seelischen Geschehens bei aufeinanderfolgenden Zuständen eine psychologisch faßbare Kontinuität darstellt oder durch außerseelische Faktoren bedingt ist, d. h. die Verlaufsbeurteilung und die Prognose werden heuristisch mit den Mitteln der Psychologie innerlicher und wesensmäßiger erfaßbar als mit der groben äußeren Statistik.

Andeutungen dieser Auffassung finden sich zuerst bei SCHROEDER (l. c.) und bei WILMANNS (Zentralbl. f. Nervenheilk. 1907). In einer berühmt gewordenen Arbeit (Eifersuchtswahn, Zeitschr. f. d. ges. Neurol. u. Psychiatr. Bd. 1, S. 567 ff.) hat JASPERS diese Auffassung prinzipiell formuliert. Er zeigte, daß die Disjunktion der sogenannten funktionellen Psychosen in heilbare und unheilbare nur eine äußerliche Konsequenz praktischer Art ist, die für einen inneren Gegensatz einsteht. Entweder nämlich liegt die Psychose im psychologischen Rahmen der von ihr befallenen Persönlichkeit, sie ist eine Reaktion oder Entwicklung dieser Persönlichkeit, welche nur aus intensiven Strukturveränderungen derselben im Zusammenwirken ihrer seelischen Komponenten erklärt werden kann. Oder die Psychose ist ein Prozeß, eine heteronome Umwandlung der Persönlichkeit durch eine ihrem psychologischen Wesen fremde, über sie hereinbrechende psychophysische Neuentwicklung. Kann man beim ersten Typus „das ganze Leben aus einer Persönlichkeitsanlage ableiten", so gilt für den Prozeßtypus: „Man findet bei der Ableitung aus einer Persönlichkeit seine Grenzen an dem zu einer bestimmten Zeit auftretenden Neuen, der heterogenen Umwandlung."

Bei der Entscheidung, ob ein bestimmtes Zustandsbild zur ersten oder zweiten dieser beiden Gruppen gehört, greift nun in die psychiatrische Forschung die autonome Psychologie ein. Ihr ist hier die führende Rolle in den ersten Entscheidungen des nosologischen Klinizismus vorbehalten. Diese Aufgabe aber ist das Minimum dessen, was den psychologischen Methoden innerhalb der klinischen Forschung zugestanden werden muß — schon damit überhaupt klinische Forschung einwandfrei möglich werde.

Die psychologische Forschung in der Psychiatrie könnte prinzipiell völlig losgelöst bestehen von allen symptomatologischen Erörterungen im Hinblick auf deren Krankheitszugehörigkeit. Sie könnte sich damit begnügen, das Gebiet des ihr von der Klinik als krank bezeichneten seelischen Lebens genau so zu erfassen, wie sie dies im Bereiche des Gesunden zu tun vermag. So würde sie sich ein unbegrenztes Feld von Aufgaben eröffnen, die ohne jede Beziehung zu den eigentlichen psychiatrisch-klinischen Aufgaben lösbar wären. Allein es gibt Gesichtspunkte, welche den Wert dieser Arbeit hinter dem derjenigen Arbeitsweise zurücktreten lassen, die sich an den Aufgaben und Zielen der klinisch psychiatrischen Forschung orientiert. Um den Wert dieser zweiten Arbeitsweise zu verdeutlichen, sei nochmals darauf hingewiesen, daß jegliches psychologisches Erfassen ohne Abstraktionen unmöglich ist, und daß jede Abstraktion einen leitenden Gesichtspunkt verlangt, unter welchem sie sich erst als erkenntnisbestimmend rechtfertigt. Dieser leitende Gesichtspunkt ist derjenige des zugrundeliegenden Gesetzes für die betreffende Erscheinungsreihe. Dieses Gesetz aber, dessen induktive Bestimmung selber natürlich nicht mehr Aufgabe der Psychologie sein kann, wird beim kranken Seelenleben eben nur bestimmt sein durch die nosologische Eigenart der Krankheit, in deren Gestaltung jenes kranke Seelenleben als reale Folge, also mit Notwendigkeit, und wenn man will als Symptom auftritt. So ist psychologisches Begreifen des kranken Seelengeschehens in concreto zwar nicht ein Begreifen des Symptoms aus dem Gesetz der Krankheit, wohl aber ist es ein Begreifen des psychotischen Phänomens in seiner Eigenart, und diese Eigenart ist eine symptomatologische Notwendigkeit. Davon werden die Ausführungen der folgenden Kapitel des genaueren handeln.

8. Die seelisch-abnormen Persönlichkeiten und Charaktere, die seelisch-abnormen Reaktionen und Entwicklungen, ferner die seelische Verursachung psychotischer Erscheinungen entziehen sich den nosologischen Kriterien der Klinik.

Mit den bisherigen Erörterungen sind wir nicht weiter gekommen als bis zu der ernstlich kaum bestrittenen Erkenntnis, daß der psychiatrische Klinizismus als Voraussetzung seiner eigenen Möglichkeit der psychologischen Erkenntnisweisen bedarf. In welchen Ausmaße, das bleibt hiernach noch strittig. Die klinisch-pathologische Forschung könnte sich prinzipiell auf den Standpunkt stellen, auf dem sie ja auch tatsächlich vielfach steht: daß sie psychologische Erkenntnisweisen des abnormen Seelengeschehens nur so weit in sich aufzunehmen brauche und vermöge, als dies ihren eigenen unpsychologischen Zwecken dient.

Diese Auffassung wäre methodologisch nicht zu erschüttern, wenn sie sich nicht in materialer und heuristischer Richtung als zu enge erwiese. Dies ist nun aber tatsächlich der Fall.

Zwar kann die klinisch-pathologische Forschung die im Wesen des psychotischen Ausgangsmaterials liegenden Ansprüche daran, Probleme auch für psychologische Erkenntnis darzustellen, nicht befriedigen. Allein das wäre kein Einwand. Das braucht sie auch nicht. Es wäre dann eben so, daß sie andere mögliche Bearbeitungsweisen ihres Materials neben sich dulden muß, ohne mit ihnen jemals vereinbar werden zu können.

Der Einwand gegen die gekennzeichnete Einstellung der pathologisch-klinischen Forschung liegt darin, daß sie — bei gedanklich reiner Durchführung — nicht allen Tatsachen ihres Forschungsgebietes gerecht zu werden vermag. Eine solche Grenze für die klinisch-pathologischen Forschungseinstellungen bildet die durch die Erforschung der Psychopathien, der psychogenen Psychosen und der pathologischen Reaktionen usw. gesicherte Tatsache, daß es seelische Ursachen von abnormen Seelenvorgängen gibt; und daß man die psychologischen Zusammenhänge zwischen seelischen Ursachen und seelischen Erscheinungen auf diesem Gebiete weitgehend bestimmen kann. Hier muß die Anwendung klinisch-pathologischer Krankheitsbegriffe eine Analogie, ja eine Metapher bleiben. Würde nämlich der klinisch-pathologische Gesichtspunkt auf diesem Gebiete mit voller Konsequenz durchgeführt, so müßte er auch hier das Psychische nur als Signal für das Körperliche nehmen und nicht den seelischen Zusammenhang, sondern die körperlichen Wirkungen jener konkreten seelischen Ursachen zum Erklärungsgrunde der psychotischen Erscheinungen machen. Das wäre aber paradox.

Dieser Einwand verstärkt sich, wenn das gesamte Gebiet der psychopathischen Typen und Neurosen beachtet wird — der Menschen, die von Hause aus wesensmäßig abnorme seelische Erscheinungen und Vorgänge bieten. Es gibt keine körperliche Krankheit, durch deren Vermittlung diese Phänomene erst erklärbar würden. Unmittelbar läßt sich nur sagen, daß die Neurotiker in gewissen Punkten psychisch anders als die übrigen Menschen sind. Aber es wird bereits problematisch, nach welchem Kriterium hier überhaupt von Abnormität zu sprechen ist, und wo die bloßen individuellen Differenzen beginnen oder aufhören. Diese Problematik des psychischen Abnormitätsbegriffes stellt die klinische Pathologie für ein recht weites Gebiet ihres eigenen Tatsachenbereiches als Forschungsgesichtspunkt hinsichtlich der Suprematie in Frage. Praktisch kam der Klinizismus dazu, daß er die numerisch seltenen Spielformen seelischer Erscheinungen und Vorgänge nach irgendwelchen stillschweigenden, biologistischen Wertmaßstäben als krankhaft bezeichnete und von Entartung, Minderwertigkeit usw. sprach. Aber um das durchhalten zu können, mußte die Nosologie eine Untergruppe der konstitutionspathologischen Forschung in sich aufnehmen, d. h. aber nichts anderes als: sie mußte die Varianten der menschlichen Persönlichkeit und ihrer Zustände biologisch zu erklären suchen.

Damit aber wird ein Teilgebiet ihres Arbeitsfeldes — ein Teilgebiet von grundsätzlich nicht übersehbarer Ausdehnung — in gewisser Weise heuristisch verwandelt: der Krankheitsbegriff hat für dieses Teilgebiet nicht mehr den gleichen Sinn, den dieser Begriff für das Hauptgebiet der somatischen Pathologie hat. Abnormes Seelengeschehen wird heuristisch erklärungsbedürftig aus abnormen konstitutionellen Voraussetzungen. Es besteht das Recht, den Geltungsanspruch dieses neuen Erklärungsgesichtspunktes so weit wie möglich auszuspannen — genau so, wie man vorher das Recht hatte, den Satz, daß Geisteskrankheiten Gehirnkrankheiten seien, soweit wie möglich heuristisch auszudehnen.

In diesem Augenblick ist, wenngleich verschleiert, die klinischpathologische Fragestellung bereits zugunsten einer anderen verlassen. Geblieben ist lediglich die biologisch organismische Deutung. Aber innerhalb dieser allgemeinen Grundrichtung ist es jetzt so, daß die abnormen Erscheinungen und Vorgänge des Seelenlebens auf abnorme Voraussetzungen zurückbezogen werden, denen als Grund das Gesetz der Konstitution einer psychophysischen Persönlichkeit entspricht. Der Begriff der Krankheit im ursprünglichen Sinne kommt in dieser gesamten Fragestellung schon nicht mehr vor.

Die grundsätzliche Unterschiedenheit, die wir hier für die klinisch-pathologische Forschungsrichtung und für die konstitutionsbiologische Forschungsrichtung in Anspruch nehmen, macht sich freilich weder historisch noch praktisch besonders bemerkbar. Die Psychiatrie hat von jeher mit endogenen Faktoren gerechnet, also mit solchen, die in dem Wesen und in den Voraussetzungen des jeweiligen Organismus und seiner Entwicklung liegen. Sie hat dementsprechend eine Dispositionslehre aus sich entwickelt. Sie hat angestrebt, die von ihr angenommenen oder aufgewiesenen pathologischen Dispositionen in möglichstem Umfange durch eine Erblehre zu unterbauen. Gerade in den letzten Jahrzehnten ist das Verhältnis zwischen der krankheitsbedingenden Wirkung gewisser Erbanlagen und Dispositionen und andererseits dem phänotypischen Auftreten konkreter Krankheiten zum Gegenstand eingehender Forschungen gemacht worden. Es ist also nicht nur der übergeordnete Gesichtspunkt einer biologischen Einstellung beiden Forschungsrichtungen gemeinsam, sondern ihre Erkenntnisweisen und Fragestellungen verflechten sich auch im konkreten Einzelfalle vielfältig. Ihre Arbeitsgesichtspunkte sind nebeneinander und am gleichen Material anwendbar.

Für die Psychiatrie gewinnt diese Tatsache ihre Bedeutung dadurch, daß es schon dem Material nach, wie wir ausführten, nicht angängig ist, die Konstitutionsforschung bloß als einen Unterzweig in der klinischen Nosologie unterzubringen. Es gibt vielmehr schon dem Material nach weite Gebiete, in denen der konstitutionsbiologische Gesichtspunkt allein dominiert. Es gibt andere Gebiete, in denen sich die klinische Fragestellung den konstitutionsbiologischen Gesichtspunkten unterordnen muß. Grundsätzlich läßt sich zunächst nicht mehr sagen, als daß beide Forschungsgedanken nebeneinander zu Recht bestehen, vielfach sich ergänzend und verflechtend, aber dem Wesen nach voneinander unterschieden.

Ferner hat dies der Nosologie nicht direkt zugängliche Materialgebiet ein besonders weites Feld für den Begriff des Krankhaften geschaffen, ganz unabhängig von allen klinisch-pathologischen Krankheitsbegriffen und neben ihnen herlaufend.

Krankhaft wird z. B. alles abnorme Seelengeschehen genannt, das auf solchen konstitutionellen Dispositionen beruht, welche die Möglichkeit des Entstehens einer Krankheit im Sinne der klinischen

Pathologie mit sich bringen. Daß diese Definition nicht richtig ist, wird unten gezeigt werden. Zunächst muß sich die Psychiatrie dagegen verwahren, daß mit der Bezeichnung als krankhaft im Bereich des psychischen Geschehens schon irgendein biologisches oder sonstiges naturwissenschaftliches Werturteil aufgestellt sei. Im Bereiche der Naturwissenschaften kommen Werturteile nicht vor. Gewiß kann und soll man über psychisches Geschehen, über seine Gestaltungen und Objektivierungen auch begründete Werturteile abgeben: sie entstammen aber anderen Sphären — in der Regel sozialen, ethischen, juristischen, politischen, intellektuellen. Es sollte also immer die Sphäre der Werte bezeichnet werden, aus der man die Norm dieses Werturteils holt. Und wenn in der forensischen Psychiatrie etwa von krankhafter Minderwertigkeit gesprochen wird, so sollte man hinzusetzen, daß es sich um ein auf psychiatrischen Feststellungen aufgebautes Werturteil aus einer nicht-psychiatrischen Sphäre handelt und daß die Psychiatrie zwar für ihre Feststellungen, aber nicht für die Normen der Bewertung die Verantwortung zu tragen hat.

Man hat immer wieder versucht, den Begriff des Krankhaften in der Psychiatrie in irgendeine logische Beziehung zu bringen zu dem Begriff oder den Kriterien der Geisteskrankheit. Es besteht aber dazu kein logischer oder theoretischer Anlaß; und ganz gewiß kein praktischer. Der Krankheitsbegriff ist uns einsichtig und deutlich — es wurde ausgeführt, in welchem Sinne — ohne daß wir hierzu den Begriff des Krankhaften benötigt hätten. Umgekehrt kann ebensowenig der Begriff des Krankhaften durch den von uns festgelegten Begriff der Krankheit bestimmt werden. Die Verflechtung normativer und deskriptiver Merkmale und die Heranziehung sozialer Kriterien hat man freilich in der Psychiatrie vielfach auch dem Krankheitsbegriff zugeschrieben (HELLPACH); in dieser Hinsicht soll sich der Krankheitsbegriff der Psychiatrie von demjenigen der Somatologie unterscheiden und dem Krankhaftigkeitsbegriff angleichen. Aber dies ist nur dann richtig, wenn man auch alles krankhafte psychische Sein zu den Kriterien des Krankheitsbegriffes in irgendeine Beziehung setzt, den Krankheitsbegriff also an Umfang erweitert, so daß „Schmerz und Lebensbedrohtheit" (HELLPACH) nicht bloß zu Anzeichen einer Anomalie, sondern der Krankheit überhaupt werden. Aber dazu besteht kein Grund. Unsere positiveren und bestimmteren Fassungen des Krankheitsbegriffes sind heuristisch fruchtbarer.

Man hat jene Beziehung zwischen Krankheit und Krankhaftigkeit ferner dadurch stiften wollen, daß man gesagt hat, krankhaft sei, was zum Ausbruch von Geisteskrankheiten disponiere. Eine solche Bestimmung wäre aber praktisch nur schwer zu handhaben. Sie würde nämlich die Erkenntnis des Krankhaften in der Wirklichkeit immer erst dann leisten, wenn sich diese disponierende Fähigkeit aktuell bewährt, d. h. tatsächlich zum Ausbruch von Geisteskrankheit geführt hat. Wesentlicher wäre, eine Abgrenzung des Begriffes seelischer Krankhaftigkeit zu finden, welche nicht erst post festum anwendbar würde. Ferner nennen wir gewisse Persönlichkeiten, Charaktere, Typen, Reaktionsformen, Entwicklungen krankhaft ganz unabhängig davon, ob auf ihrer Grundlage Psychosen aktuell zu werden vermögen oder nicht. Tatsächlich ist dies bei den Psychopathien nur für einen Teil der Fälle zutreffend, für einen anderen Teil nicht. Und die Art der psychisch-reaktiven Psychosen in solchen Fällen ist, wie wir schon sagten, eine andere als diejenige, welche wir im klinisch-pathologischen Sinne als Geisteskrankheiten im Sinne psychotischer Prozesse begreifen. Alle jene logischen Regelungen zwischen Symptom und Krankheit und zwischen den verschiedenen Bestimmungsweisen des Krankheitsbegriffes, die wir oben entwickelt haben, gelten nicht für die Psychopathien, die wir ausdrücklich von jenen Regelungen ausnehmen mußten. Das einigende Band aller Psychopathien und ihrer Reaktionen und Entwicklungen aber — dies ist es gerade, was wir „krankhaft" nennen. Was sagen wir mit dieser Bezeichnung aus?

Als krankhaft bezeichnet man ohne Unterschied sowohl die gesamte Persönlichkeit als auch einzelne Vorgänge in ihr, mögen diese nun für sie bestimmend oder belanglos sein, wenn sie nur psychologisch aus ihr herleitbar sind. Man spricht aber auch von einzelnen krankhaften Regungen und Zügen bei einem sonst „gesunden" Menschen. Die Anwendung des Begriffes der Krankhaftigkeit gehorcht also keinem der bisherigen Krankheitsbegriffe. Negativ läßt sich der Umfang des Krankhaftigkeitsbegriffes so bestimmen, daß alles, was nicht auf klinisch-pathologischen Krankheiten beruht, aber auch nicht gesund ist, als krankhaft oder psychopathisch bezeichnet wird.

Um einen positiven wissenschaftlichen Sinn mit dieser Bezeichnung in bezug auf seelisches Geschehen zu verbinden, ist man zwei Wege gegangen.

Der erste Weg ist der anthropologisch-biologische der Richtungen LOMBROSO, MOREL, MAGNAN. Man unterstellt eine ge-

3*

schädigte, funktionsuntüchtige Anlage. Wie man diese im einzelnen für beschaffen hält, ist Sache der Einzelforschung. Krankhaft ist das seelische Verhalten, weil die Anlage krank ist. So entsteht die logische Grundlage des Degenerationsbegriffes.

Hier liegt ein logischer Sprung vor. Man schließt aus der kranken Anlage auf die Krankhaftigkeit des seelischen Geschehens. Man hatte aber erst auf Grund der angenommenen Krankhaftigkeit des seelischen Geschehens die kranke Anlage als Erklärungsgrund unterstellt. Dieser logische Zirkel ist praktisch meist unwirksam — nämlich dort, wo heredologische Gründe die Annahme kranker Anlagen nahelegen, oder wo das seelische Verhalten selber seine Krankhaftigkeit sinnfällig demonstriert, wie z. B. bei den Schwachsinnsformen. — oder wo die Abweichungen des seelischen Verhaltens sich häufen, wie z. B. beim hysterischen Charakter.

Der zweite Weg zur Begriffsbestimmung des Krankhaften knüpft an die Rede von der „Abweichung" des seelischen Geschehens an. Abgewichen wird von der Norm, vom Normalen.

Normalität[1] kann dreierlei Bedeutung haben.

1. Sie kann den statistischen Durchschnitt bedeuten. Von dieser Bedeutung aber führt kein logischer Weg zur Gleichsetzung des Außerdurchschnittlichen mit dem Krankhaften. Sie bleibt eine reine Nominaldefinition. Die Lehre LOMBROSOS, das Genie sei „mattoid", ist ganz folgerichtig auf dieser Grundlage des Begriffs von Normalität.

2. Norm bedeutet das Vorbild, das Ideal, den Kanon der Forderung, wie beschaffen der Mensch sein soll[2]. Die Rechtsgründe und die logische Struktur dieser Normsetzung sei hier nicht geprüft — an späterer Stelle wird ihrer bei der Untersuchung über die „idealtypischen Begriffe" gedacht werden. Hier sei lediglich nach den Folgerungen gefragt. Da ergibt sich: entweder diese Norm im Sinne einer Forderung ist eine ethische, d. h. an sich gültige. Dann wird die logische Gleichsetzung des Krankhaften mit dem Unsittlichen sich nicht vermeiden lassen, und wir langen bei den äußersten Frühzeiten der Psychiatrie an, welche, wie HEINROTH, Krankheit und Sünde einander gleichsetzen. Oder jene Norm ist eine teleologische, und da kommt nur die soziale Teleologie in Betracht. Außerhalb der Gemeinschaft, auf einer einsamen Insel, gäbe es keine Krankhaftigkeit. Dann entscheiden örtliche und zeitliche Gesellschaftszustände mit ihrem Wechsel darüber, was als krankhaft zu gelten hat. Der Krankhaftigkeitsbegriff und damit der Begriff der Psychopathie wird logisch relativiert und wissenschaftlich wertlos.

---

[1] Vgl. WINDELBAND: Über Norm und Normalitäten. Aschaffenburgs Monatsschr. Bd. 3, 1.

[2] HILDEBRANDT: Norm und Entartung. Leipzig 1921.

3. Normal bedeutet das Gesetzmäßige, abnorm das Gesetzwidrige. Hier liegt der Einwand nahe: alles Naturgeschehen vollzieht sich gesetzmäßig, mögen wir es nun als gesund oder krankhaft auffassen. Daß die Gesetze der Krankhaftigkeit andere sind als die des Gesunden, beweist nichts gegen ihre Gesetzesnatur. Diese Fassung führt also logisch nicht weiter.

Der Ausweg scheint mir im folgenden zu liegen. Jeder Organismus muß als ein Komplex von Gesetzen seiner Bildung und Gestaltung gedacht werden. Diese Aufgabe mag unvollendbar sein, sie besteht aber prinzipiell. Für unser Problem käme es nun darauf an, die jeweiligen empirischen Ausgangsbedingungen zu studieren, unter denen der Komplex von Bildungs- und Strukturgesetzen fallweise zusammentrifft. Denn Abweichungen müssen gerade in diesen materialen Bedingungen des Zurgeltungkommens jenes komplexen Gesetzes begründet sein. Krankhaft wären dann solche Abweichungen der Bedingungen, unter denen das Gesetz, welches als solches unter dem Kriterium des Normalen steht, sich nicht voll verwirklicht.

Allerdings ist auch diese Formulierung des Begriffes der Psychopathien und des Krankhaften eine teleologische. Aber diese Teleologie ist keine normative, sie ist ausfüllbar durch immanente Beschreibung und Induktion. Diese Auffassung hat mit der normativen Auffassung des Krankhaften gemeinsam, daß beide mit dem Begriff des Krankhaften denjenigen einer gültigen Einheit setzen; mit der statistischen Auffassung des Krankhaften teilt sie das deskriptive Verfahren. Und endlich: diese teleologische Formulierung des Krankhaften fügt sich zwanglos in die Variationslehre der Biologie ein.

Jede biologische Art hat ihr eigenes morphologisch-biologisches Strukturgesetz. Innerhalb einer Art entstehen unter besonderen äußeren und inneren Bedingungen, unter denen dies Strukturgesetz sich verwirklicht, Übergänge und Abarten. Die Bedingungen der Anwendung jenes Strukturgesetzes sind in der Biologie ausreichend theoretisch und empirisch studiert; es sei etwa an die Probleme der Vererbung, der Mutation, der idiokinetischen Variation, der sonstigen Epigenesis und Entwicklungslehre erinnert. Derartige Varianten treten auch beim Menschen auf. Innerhalb einer Rasse sind sie die verschiedenen Konstitutionstypen mit ihren körperlichen und seelischen Stigmen. Im Begriff der Abartung und Variante liegt eben jenes teleologische Moment, welches aber rein naturtheoretisch auflöslich und erklärlich bleibt. Letzten Endes kommt man auf diesem logischen Wege zu den Individualitäten selber. Und diese werden dann ihrerseits nach denjenigen Richtungen zu Typen zusammengefaßt, die durch ein gemeinsames Bildungsgesetz gekennzeichnet werden, welches von anderen Realisierungsformen des Artgesetzes abweicht.

Aber mit diesen Abarten und Typen sind wir noch nicht bei den Entartungen und dem Krankhaften. Der normative Charakter dieser Begriffe wird sich nicht so, wie bei den Abarten und Typen, ausschließen lassen. Immerhin erfährt er durch die teleologische Fassung des Variantenbegriffes bereits eine gewisse Restriktion. Man muß von dem Gesetz ausgehen, welches sich im jeweiligen Typus realisiert, von der Variante, insofern sie eine besondere Verwirklichungsform des Artgesetzes darstellt, von der Funktion, die abweicht. Die Frage ist die: ist durch die Variation der Vollzug der Funktion noch in der Weise der sie bestimmenden Gesetzmäßigkeit gesichert? Wenn ja, liegt eine bloße Abartung, wenn nein, liegt eine Entartung vor.

Dies wäre ein hinreichendes Kriterium des Krankhaften, Psychopathischen. Dies Kriterium ist zwar ein normatives, die Normsetzung selber besteht aber in der immanenten Teleologie des Artbegriffes und seiner Naturgesetzlichkeit bzw. der Realisierung derselben.

Die praktische Anwendung dieses Kriteriums ergibt sich, wenn man prüft: wann ist für das seelische Geschehen die jeweilige Eigenart ein Hemmnis, wann nicht? Für viele Fälle ist dies ohne weiteres klar. In dem meisten Fällen wird die Ansetzung der Krankhaftigkeit von dem Grade der Eigenartung abhängen. Schwerer wird dies Kriterium anwendbar für gewisse Typen, wie den konstitutionellen Lügner, Abenteurer, Phantasten, Erotiker — weil bei diesen kein klar abgegrenzter Übergang zu den eigentlichen ethischen Normationen vorhanden ist.

Die Struktur der psychopathischen Typenbildung ist damit logisch bestimmt; und es zeigt sich, daß diese Bestimmung völlig losgelöst von den Bestimmungsweisen klinisch-pathologischer Krankheitsbegriffe vollzogen wird. Andererseits sind die psychopathischen Typen nicht etwa, wie fast immer behauptet wird, Ergebnisse bloßer Abstraktion[1]. Vielmehr wenn man diese Typen bildet, so will man damit ein Gesetz für das besondere Zusammenwirken ihrer seelischen Funktionen ausdrücken und den Begriff dieses Gesetzes mit der jeweiligen Benennung des Typus be-

---

[1] KURT SCHNEIDER: Psychopathien. Aschaffenburgs Handbuch 1924.

zeichnen. Die psychopathischen Typenbildungen sind genau so
Induktionsergebnisse, wie es die Gesetze der einzelnen psychotischen Prozesse sind.

Es hat aber natürlich seinen Grund, daß diejenigen Gesetze, welche
den einzelnen psychopathischen Typen zugrunde liegen, in ihren
wesentlichen Bestimmungsstücken um so viel ungreifbarer sind als
etwa die Gesetze echter Krankheiten, seien diese nun körperlicher
oder psychischer Art. Die Grundfrage bei der psychopathischen
Typenbildung ist die: welche Gesetze und Zusammenordnungen
seelischen Geschehens treten auf, wenn in den einzelnen Funktionen
und ihren Beziehungen Änderungen der Intensitäten bestehen? Um
aber diese Frage auch nur stellen zu können, müssen jene psychischen
Funktionen und deren Wechselbeziehung zunächst erfaßt werden,
und zwar in ihrer Sonderartung. Zu diesem Zweck muß man abstrahie-
ren, und zwar in einem ganz anderen und viel weitergehenden Sinne,
als dies etwa bei der Symptomanalyse der klinischen Psychosen notwendig ist. Bei dieser genügt es, jedes Symptom auf seine eigenen
funktionalen Wurzeln zurückzuführen. Jede Abstraktion ist unabhängig von der anderen, genau wie jedes Einzelsymptom ohne
psychologische Beziehung zum anderen beschreibbar ist. Mit anderen
Worten: für die eigentlichen Psychosen wird keine psychologisch
einheitliche Störung der Funktionen gefordert. Gerade diese
Forderung aber ist für die Psychopathien eine unerläßliche Vor-
bedingung ihrer wissenschaftlichen Bearbeitung. Nur wenn eine
solche psychologisch-einheitliche Auffasung sich verwirklichen läßt,
besteht ja das Recht, daraus auf eine gesetzmäßige Sonderstruktur
des betreffenden psychopathischen Typus zu schließen.

Hier fällt also der psychologischen Forschung eine Aufgabe zu, die weit über alle Analyse von Einzelsymptomen hinaus-
führt. Die Erscheinungsformen und Verhaltensweisen eines Menschen in ihrer Gesamtheit müssen psychologisch einheitlich erfaßt werden: nur dann ist die naturwissenschaftliche Induktion
darauf möglich, daß das Sondergesetz einer biologischen konstitutionellen Abweichung im Sinne eines psychopathischen Typus
konkret besteht.

*9. In der psychiatrischen Konstitutions- und Typenforschung fällt
der psychologischen Methode eine autonome, in sich abgeschlossene,
von der klinischen Nosologie ablösbare Aufgabe zu.*

Gewiß hat die konstitutionsbiologische Forschung in der
Psychiatrie das gute Recht, in der Psychologie lediglich eine
Hilfswissenschaft zu erblicken. Ihr brauchen die psychischen Er-
scheinungen und Vorgänge letzten Endes nichts anderes zu sein

als äußere Signale konstitutioneller Eigenartungen, die ihrerseits Probleme für die Biologie darstellen.

Aber im Gegensatze zur klinischen Nosologie dienen ihr die psychischen Erscheinungen als solche Signale nicht in ihrer symptomatologischen Vereinzelung, sondern in ihrer Gesamtheit als ein Ganzes, dessen innere Zusammenhänge, dessen psychologisch-autonomische Strukturgesetze ihr nicht wesenlos und gleichgültig bleiben: liegen doch gerade diesem Ganzen der psychischen „Persönlichkeit" und ihrer Entwicklungsgeschichte die biologisch zu erforschenden Konstitutionseigenarten zugrunde. Was also an dem abnormen Seelengeschehen als Symptom der biologischen Eigenartung zu werten ist, das ist nicht der vereinzelnden oder schematisierenden Registrierung des Klinizismus anheimgestellt und ist auch — von seinem psychologischen Bedingtsein und Werden aus gesehen — nicht zufällig. Das Charakteristische des seelischen Geschehens vielmehr — charakteristisch im Sinne psychologischer Forschungseinstellung — wird auf die biologische Eigenart zurückgeführt und durch diese erklärt. Es wird aber zunächst — und dies ist vielfach die zur Zeit allein lösbare Hauptaufgabe — mit psychologischen Mitteln herausgearbeitet.

Damit hat die Psychologie des abnormen Seelengeschehens die Aufgabe erhalten, mit allen ihren Methoden dasjenige herauszuarbeiten, was in einen konkreten, abnormen Seelengeschehen das Psychologisch-Charakteristische ist; charakteristisch mit Bezug auf das Ganze dieses abnormen Seelengeschehens, und d. h. nichts anderes als charakteristisch im Sinne einer autonom gewordenen Psychologie selber. Heuristisch kann sich diese Einstellung auf ein vereinzeltes, konkretes Seelengeschehen erstrecken; sie kann auch nur ein mehr oder weniger großes Gebiet der Seelenvorgänge eines Individuums umspannen; sie kann endlich auch das Ganze des Seelengeschehens in einem Individuum meinen. Je nachdem wird sich die Reduktion der mit psychologischen Mitteln gefundenen Typik auf einzelne Dispositionen oder Dispositionskomplexe, oder auf die biologische Gesamtanlage, auf die „Natur" der betreffenden Individualität vollziehen. Letztere kann dabei im biologischen Sinne durchaus hypothetisch sein, sie ist es in der Regel beim gegenwärtigen Stande der Forschung. In solchen Fällen bleibt die wissenschaftliche Arbeit der klinischen Konstitutionsforschung der Psychiatrie gänzlich im Psychologischen. Sie wird zu einer hypothetisch-biologisch fundierten und genetischen Lehre von den abnormen Charakterzügen, den abnormen Charakteren und ihren Entwicklungen und Reaktionen, sie wird zur Typologie des Psychisch-Abnormen.

Im folgenden ist zu untersuchen, ob und wie die Psychologie die erkenntnismäßigen Voraussetzungen und Verfahren zu solcher psychiatrischen Leistung aufweist. Bei dieser Untersuchung wird die Autonomie psychologischer Erkenntnis als Erklärungsgrund vom seelisch-abnormen Geschehen überhaupt zum Problem gemacht werden müssen.

II. Die Probleme des Gegebenseins von Abnorm-Seelischem.

1. Die Problematik der Erkenntnis von Abnorm-Seelischem ist eine solche des Gegebenseins (der Tatsächlichkeit) und eine solche der wissenschaftlichen Erfassung (der Methoden).

Klar und demonstrierbar, des Beweises und der experimentell gesicherten Wiederholung und Variation fähig sind die Erscheinungen und Vorgänge der körperlichen Außenwelt. Wissenschaftlicher Erkenntnisfortschritt wird hier durch sich selber evident; jeder Vernünftige sieht ihn ein und baut auf ihm weiter. Der Satz: es gibt nur eine Wahrheit — ist im Umkreis physischer Naturerkenntnis das Richtmaß aller Arbeit; wo es hier wissenschaftliche Kontroversen gibt, wo vermeintliche Forschungsergebnisse miteinander in Widerspruch stehen und umstritten sind — da ist dennoch jeder Beteiligte davon überzeugt, daß nur eine Antwort auf die betreffende Frage den Anspruch auf Richtigkeit erheben darf und alle übrigen Forschungswege Irrwege sein müssen. Dieser klaren und eindeutigen Durchsichtigkeit verdankt der Aufbau der Naturwissenschaften, auch im Gebiete der klinischen Pathologie, seinen produktiven Charakter und seine unmittelbare praktische Anwendungs- und Bewährungsmöglichkeit.

Anders sehen die Dinge aus, sobald wir uns auf das Gebiet des seelischen Geschehens begeben. Im Beginn unserer Betrachtung hatte sich die leitende Maxime herausgestellt, die Erkenntnis des abnormen Seelengeschehens mit den wissenschaftlichen Mitteln der Psychologie anzustreben. Psychologische Erkenntnis aber vollzieht sich nicht überall und ohne weiteres mit der demonstrierbaren, durch Wiederholung, Versuch und Bedingungsvariation erhärtbaren Sicherheit der physischen Naturwissenschaften. Diese Einschränkung gilt von der Erkenntnis des Abnorm-Seelischen im besonderen Ausmaß.

Problematisch ist hier:

a) Der Begriff des Abnormen, seine Grenzen, die Grundlagen seiner Berechtigung, die Rechtsgründe und der Umfang seiner Anwendung.

b) Die Bestimmung dessen, was Psychisches ist, was zum Psychischen gehört, und woran man erkennt, ob etwas psychisch sei. (Man denke z. B. an die Farbenqualitäten oder den Schmerz oder die sog. Reflexe usw.)

c) Der Begriff der Tatsächlichkeit von seelischem Geschehen.

Der Tatsachenbegriff der physischen Natur enthält zwar auch Probleme, indessen bleiben diese der philosophischen Erkenntnislehre überlassen und machen sich nicht in der praktischen Forschung geltend. In dieser erweist sich die Tatsächlichkeit eines Vorgangs in seiner willkürlichen Wiederholbarkeit, seiner Gleichförmigkeit unter gleichen Bedingungen, seiner Demonstrierbarkeit. Diese praktischen Sicherungen für die Realität eines Geschehens bestehen im Psychischen nicht.

d) Das Wissenkönnen um psychische Tatsachen, die Art ihres Gegebenseins und die Kriterien dafür, Irrtümer auszuschließen.

e) Die Methoden, um von solchen beobachtbaren psychischen Tatsachen zu wissenschaftlicher Erkenntnis zu kommen.

Im folgenden fassen wir die hier angedeutete Problematik des Seelisch-Abnormen und seine Erkenntnis in zwei Gruppen zusammen: in der ersten vereinigen wir die unter a bis d genannten Tatsachenprobleme, in der zweiten die unter e zusammengefaßten Methodenprobleme.

Diese Fragen sind nicht etwa praktisch bedeutungslose Spekulationen, die einer philosophischen Theorie anheimgestellt werden können und die Forschung nichts angehen. Auf keinem Gebiete der Erkenntnis überhaupt wie gerade in der Psychologie stehen so viel Meinungen kontrovers nebeneinander, so viel „Richtungen", so viel Schulen — auf keinem Gebiete des Geistes erhebt die Subjektivität so maßgeblich ihr Haupt und bringt allerlei dogmatische Lehren und Heilsbotschaften hervor — auf keinem Gebiete hat der „Standpunkt" so sehr über die Wahrheit gesiegt. Praktisch wie theoretisch herrscht nahezu ein Chaos; und dem Einzelforscher drängt sich immer wieder die Frage auf, ob auch hier der Satz gelte, daß es nur eine Wahrheit gibt, oder ob nicht alle Prinzipien und Methoden eine bloße Sache des Standpunktes und der Konvention seien.

2. Seelisches Geschehen ist einmalig, unwiederholbar, an ein Ich gebunden, nur künstlich abgrenzbar und formulierbar. Seine Tatsächlichkeit beruht auf der inneren Evidenz, mit der das Ich sich selbst in seinen Seelenvorgängen erlebt.

Im Raume grenzen sich die Dinge scharf durch sich selber gegeneinander ab. Bewegungen, in die sich alle raumzeitlichen Geschehnisse auflösen lassen, sind räumliche Veränderungen von Dingen; ihr Anfang, ihr Ende und alle Einzelheiten ihrer Richtung und ihrer Geschwindigkeit und ihrer sonstigen Eigenschaften lassen sich eindeutig bezeichnen.

Solche begrenzbare Dinglichkeit läßt sich nur künstlich auf Seelisches übertragen. Auch im Seelischen ist ein Geschehen; aber schon die Bezeichnung dieses Geschehens als Bewegung ist nur eine bildliche Analogie; denn gerade das, wodurch Bewegung als solche bestimmt wird; der Wechsel der räumlichen Stelle — fehlt dem Seelengeschehen. Analogien sind auch die anderen Bestimmungsstücke vom Seelischen: Kräfte, Stärkegrade, Helligkeiten usw. — Worte, die wir so geläufig auf seelische Vorgänge und Erscheinungen anzuwenden pflegen[1]. Da ist nur ein zeitliches Kontinuum. Seine Inhalte, Qualitäten, Strukturen wechseln, ohne daß ihre Abgrenzung gegen das Kontinuum selber und ihre „Stelle im" Kontinuum ihnen eine harte und feste Dinglichkeit gäbe. Und die erste Differenzierung im Kontinuum ist die „Nähe" oder „Ferne" solcher wechselnder psychischer Qualitäten und Inhalte zum Ich[2]. Nähe und Ferne sind ebenfalls nur übertragene Begriffe aus der Räumlichkeit. Dieses unausschaltbare Ich selber aber ist seinerseits als ein Ganzes und Be-

---

[1] Zum folgenden vgl. KRONFELD: Über die wissenschaftstheoretischen Grundlagen der Psychologie, insbesondere die Probleme der psychischen Kausalität. Wesen usw. S. 113ff., dortselbst auch Literatur.

[2] Auf die wissenschaftstheoretische Grundlegung des Ich-Begriffes einzugehen, ist hier nicht der Ort. Er ist uns die „prima notio" des DESCARTES (Medit. II u. III), die transzendentale identische Einheit des ursprünglichen Selbstbewußtseins (KANT, Kr. d. r. V. S. 151ff.). Hier ist lediglich der unmittelbar-wesentliche phänomenale Tatbestand gemeint, der „Ich-Blick" HUSSERLS (Ideen usw. I², S.65ff.), die unmittelbare Voraussetzung der psychologischen Tatsächlichkeit des Ich-Bezogenseins alles psychischen Geschehens.

sonderes mit allem Seelischen zugleich vorausgesetzt, und dennoch nur an ihm und in ihm gegeben und erfaßbar.

Des psychischen Kontinuums und seiner wechselnden Zuständlichkeiten werde ich unmittelbar inne, wenn es sich um mein eigenes Seelenleben handelt: mit einer Art von anschaulicher Gewißheit, der keine andere verglichen werden kann. Dieser Evidenz des Selbsterlebens gegenüber schadet es nichts, wenn alles, was ich aus dem seelischen Kontinuum herauslöse, um es isoliert zu betrachten, schon künstlich ist: künstlich verdinglicht oder verbegrifflicht. Denn die anschauliche Verflechtung des Herausgelösten mit dem seelischen Ganzen geht mir dabei in keinem Augenblick verloren. Aber wie ich Einzelnes daraus herauslöse und herausschneide, wie ich „abstrahiere", ist bereits Willkür: die Abstraktion, die notwendig ist und immer geschieht, auch wenn ich mir ihrer nicht bewußt werde, erfolgt nach bestimmten Leitlinien. Je schärfer sie wird, je weiter sie getrieben wird, je mehr also ein seelischer Vorgang künstlich isoliert wird — um so mehr entindividualisiere ich Seelisches, um so mehr löse ich den Sinnbezug auf das Ich, um so mehr wird das Phänomen durch die vorausgesetzte Leitlinie der Abstraktion theoretisch verbogen. Das Korrektiv bleibt immer mein unmittelbares Selbsterleben des seelischen Kontinuums.

Dies ganze seelische Kontinuum ist einmalig und unwiederholbar, von der Geburt an bis zum Tode. Einmalig und unwiederholbar ist auch jedes einzelne Ereignis innerhalb desselben.

Selbst der einfachste gleiche Lichtreiz, der zu zwei verschiedenen Zeitmomenten als Wahrnehmungsqualität erlebt wird, hat nicht das gleiche Wahrnehmungserlebnis zur Folge. Denn beim zweiten Male trifft er auf ein Ganzes von anderer Komposition als beim ersten Male — mindestens schon insofern anders, als das Erlebnis des ersten Males bereits als vollzogen dem Erleben des zweiten Males vorausgesetzt wird (BERGSON: Matière et mémoire. S. 200 ff. Paris 1896).

Nicht nur das psychische Ganze, sondern auch jede Einzelheit desselben ist individuell[1].

---

[1] Es wird an dieser Stelle davon abgesehen, die Probleme des essentiellen Unterschiedes von Physischem und Psychischem zu erörtern. Wir beschränken uns auf die in der jeweiligen Gegebenheitsweise beider liegenden Differenzen, um so eher als wir das Essentialproblem durch BRENTANO für gelöst halten (Psychol. vom empir. Standpunkt, 1874).

Und selbst wenn wir vermittels theoretischer Schlußfolgerungen, wie heuristisch nicht zu umgehen scheint, das Gebiet des Seelischen über das Bewußtseinsblickfeld hinaus erweitern, so können die wesentlichen Eigenarten des „unbewußten" Seelischen dennoch als keine anderen konstruiert werden, als diejenigen des bewußten. Auch sie gehören dem einen Kontinuum an, auch ihre Isolierbarkeit ist eine künstliche, auch sie sind Teil im Ganzen. Wenn wir also die Bewußtseinsqualität von Psychischem nur als ein sekundäres Merkmal betrachten, welches gewissem Psychischen zukommt und anderem nicht, so ändert sich nichts. Zwar ist das unmittelbare anschauliche Innewerden, welches die eigene und unvergleichliche Gegebenheitsweise von Psychischem ausmacht, immer ein bewußtes Haben und Erleben von Psychischem. Aber das Vereinzelte, auf welches dies Erleben sich innerlich hinwendet, ist niemals das Ganze des psychischen Kontinuums. Nichts spricht dagegen und alles dafür, daß dieses Ganze immer gewahrt ist, auch wenn gewisse einzelne Teile dieser Bewußtseinsqualität ermangeln, sei es zeitweilig oder sei es selbst prinzipiell.

Die Merkmale der Gegebenheit vom Seelischen als tatsächlich bestehen also in Einmaligkeit und Unwiederholbarkeit, in der Bindung an ein individuelles Ich, welches Psychisches „hat" oder erlebt[1] und in diesem Erleben sich selbst erlebt, ferner in der Künstlichkeit jeder dinglichen oder begrifflichen Isolierung und Abgrenzung von Einzelheiten, wobei der notwendigen Abstraktion immer theoretische Vorwegnahmen uneingestandener Art zugrunde liegen (LOTZE, RICKERT). Das Korrektiv aller psychischen Tatsächlichkeit ist ausschließlich die unmittelbare, anschauliche, innere Evidenz, die das Ich dem eigenen Psychischen gegenüber hat. Diese Evidenz wird — nicht ganz zulänglich — mit den Worten Selbsterkenntnis, innere Wahrnehmung, Introspektion bezeichnet.

Anders ist die Sachlage, sobald es sich um ein Seelenleben handelt, welches nicht dem eigenen Ich angehört, insbesondere welches abnorm ist.

---

[1] Den Sinn dieses „Habens" und die Voraussetzungen seiner Evidenz zu erörtern, bleibt der Wissenschaftstheorie überlassen. Für die hier dargelegte Leitlinie ist neben BRENTANO im wesentlichen HÖNIGSWALD maßgebend (Prinzipienfragen zur Denkpsychologie, Kantstudien 1913).

3. Fremdseelisches Geschehen wird durch einen besonderen und zusammengesetzten Erkenntnisvorgang gegeben, aus welchem sich die Einfühlung als Grundbestandteil herausheben läßt. Dabei werden das Du und das Wir nach Existenz und Wesen bereits vorausgesetzt.

Wenn ich die seelischen Vorgänge in einem anderen Menschen erfasse, so sind mir seine Worte und seine Ausdrucksbewegungen die Anzeichen für die dahinterstehenden seelischen Vorgänge. Aber dann muß ich schon wissen, daß seine Bewegungen überhaupt etwas ausdrücken sollen, daß seinen Worten ein Sinn innewohnt; daß hinter diesen Zeichen etwas steht, was seelisch ist gleich demjenigen seelischen Kontinuum, welches ich bei mir selbst mit innerer Evidenz erlebe. Dazu muß ich schon wissen, daß der andere ein Ich ist gleich meinem eigenen Ich. Erst wenn diese Voraussetzungen schon gelten, erst dann kann ich den einzelnen seelischen Vorgang im anderen Menschen aus seinen Anzeichen ablesen.

Es ist also nicht einfach so, daß das Wissen vom anderen Ich auf Analogieschlüssen beruht. Gewiß deute ich Wort und Gebärde eines anderen hinsichtlich ihres Zeichenseins für bestimmtes seelisches Geschehen analog demjenigen seelischen Geschehen in mir, für welches ich diese Worte und Gebärden zum Ausdruck haben würde. Aber um diese Deutung überhaupt vollziehen zu können, muß ich bereits den anderen als ein mir grundsätzlich gleiches Ich und seine Ausdrucksweisen als meinem Ich gleichende Ausdrucksweisen voraussetzen. Ich muß voraussetzen, daß da ein Seelenleben ist, dessen Deutung analog dem meinigen im einzelnen zwar der Erfahrung überlassen bleibt, die ich mit ihm machen werde, welches als Ganzes aber grundsätzlich meinem eigenen Ich gleicht. (Vgl. hierzu SCHELER: Wesen und Formen der Sympathie. 2. Aufl. Halle 1923. Dortselbst auch Erörterung der metaphysischen Schwierigkeiten, die aus diesem Sachverhalt entstehen.)

Das andere Ich, das Du, ist also als existierend und als grundsätzlich gleichbeschaffen wie mein Ich vorausgesetzt, und die Deutung nach Analogie trifft nur Einzelnes[1].

Die Existenz des Du ist mir unmittelbar gewiß; denn meine analogischen Deutungen vollziehen sich ebenso selbstverständlich

---

[1] Zur Analogieschlußtheorie des Erkennens von Fremdpsychischem vgl. WUNDT, Physiol. Psychol., 5. Aufl., Bd. 3, S. 294 ff.; HERBART, Handbuch, S. 30 ff.; BIUNDE, Empir. Psychol., S. 166 ff.; JODL, Lehrb. d. Psychol. I, S. 38 ff. und STÖRRING, Erkenntnistheorie, S. 112 f.

und elementar wie z. B. meine Wahrnehmung der Außenwelt
überhaupt. Ohne diese Evidenz der Voraussetzung fremder Iche
gäbe es keine menschliche Gemeinschaft; ja es gäbe kein Bewußtsein des eigenen Ich als eines besonderen, in sich abgeschlossenen,
unterscheidungsbedürftigen und -fähigen, seelischen Ganzen.

Den Rechtsgrund dieser Evidenz unseres Wissens vom Du hat
die Philosophie zu untersuchen. Für die Einzelforschung genügt
der tatsächliche Befund: daß die Existenz und Ich-Gleichheit fremder
Iche aller Erfassung der einzelnen Seelenvorgänge im Nebenmenschen mit Evidenz zugrunde liegt. Hier kann nur angedeutet
werden, daß das Ich-Erleben nur eine Abdifferenzierung eines auf
tieferer Entwicklungsstufe allein herrschenden Wir-Erlebens ist, daß
die Einzelseele aus der Kollektivseele herauswächst. Es gibt primitive
Völker, bei welchen diese Differenzierung überhaupt noch nicht
erlebnismäßig deutlich eingetreten ist. (LEVY-BRUHL: Das Denken
der Naturvölker. Wien 1921.) Aber auch beim Kulturmenschen
beobachten wir den Abbau oder das Schwinden des Ich-Bewußtseins
und das Wiederaufleben der Herrschaft des Wir-Bewußtseins bei
allen seelischen Massenereignissen. (ERISMANN: Jahrbuch der Charakterologie. Bd. 4.)

Diese entwicklungspsychologischen Feststellungen lassen sich
durch die sozialphilosophische Grundwahrheit fundieren, daß die
Gemeinschaft der Grund und die Voraussetzung der Möglichkeit und
Unterscheidbarkeit jedes einzelnen Ich ist.

Die analogische Deutung fremden Seelengeschehens im Einzelnen vollzieht sich nach einer älteren Lehre so, daß es sich dabei
um ursprünglich bewußte Schlüsse handle, die wir aus dem Verhalten eines Menschen (oder Tieres) auf seine Seelenvorgänge
vollziehen, unter der Annahme, daß dieses Verhalten ähnliche
Ursachen haben müsse, wie ein gleiches Verhalten bei uns selber
haben würde. Diese Schlüsse werden dann allmählich immer ge-
wohnheitsmäßiger und nach und nach „unbemerkt". Zugleich
erfolgen sie mit immer größerer subjektiver Sicherheit[1].

Eine neuere Lehre ersetzt die Annahme solcher urteilsartiger
Schlußprozesse durch Vorgänge, die sich rein irrational, im Wege
der Assoziation vollziehen. Ihre Gesamtheit wird mit dem Worte
Einfühlung bezeichnet. Die Mimik und die Worte des anderen
sind ebensoviele Hilfen, welche durch Assoziation im Ich ähnliche
eigene, motorische und sprachliche Vorgänge erregen und dadurch

---

[1] DARWIN: Der Ausdruck der Gemütsbewegungen. Vgl. hierzu die
Kritik ERDMANNS Sitzungsber. d. naturforsch. Gesellschaft zu Halle.
S. 8 u. 9. 1873. — ROMANES: Die geistige Entwicklung im Tierreich.

diejenigen psychischen Inhalte erwecken, mit denen dieselben in meinem Ich verbunden sind[1].

Beide Lehren, die Analogieschlußtheorie und die Einfühlungstheorie, enthalten Bestandteile, die beim direkten Nacherleben und innerem Mitahmen[2] sowie beim formulierten Erkennen dessen, was in fremden Ichen vorgeht, tatsächlich mitwirken.

Aber beide enthalten diese brauchbaren Momente in unvollkommener Weise. Wort und Gebärde des anderen sind mir optisch und akustisch gegeben, also nicht so, als ob sie meine eigenen wären. Mithin können sie auch nicht direkt diejenigen seelischen Begleitvorgänge erwecken, die ich bei der Ausführung bestimmter motorischer Ausdrucksvollzüge habe. Die Assoziationstheorie der Einfühlung ist also tatsächlich ungenügend begründet (LIPPS, l. c.) Es ist auch erlebnismäßig nicht so, daß ich selbst zornig werde, wenn ich einen fremden Zorn einfühle; vielmehr habe ich, wenn ich mich einfühle, nur ein Wissen um den Zorn des anderen, um den Seelenvorgang im anderen. Und dieses Wissen beruht zum Teil auf meinen Vorstellungen vom Erleben des anderen, zum Teil auf früheren eigenen Erfahrungen. (PRANDTL, l. c.; WITASEK, Zeitschr. f. Psychol., Bd. 25, 1909.)

Der berechtigte gemeinsame Kern beider Lehren vom Wissen um die Seelenvorgänge im Du besteht in einer Art von Sinndeutung. Bei dieser bringe ich, ohne mir davon Rechenschaft zu geben, mein Ich und das fremde Ich zur Deckung und deute dessen Seelenvorgänge aus meinen eigenen vorgestellten Seelenvorgängen. Praktisch muß man hierbei unterscheiden die Einfühlung in Zustände, Stimmungen und Erlebnisse des Du, und ferner die Einfühlung in Zusammenhänge, Motivationen und Handlungen, welche in seelisch Früherem begründet sind. Zustände und Erlebnisse eines anderen fühle ich unmittelbar ein, Motivationen hingegen fühle ich nicht in dieser unmittelbaren Weise ein. Unmittelbar ist mir in der Regel nur der zweite Teil eines seelischen Zusammenhanges gegeben: die Reaktion auf ein Motiv. Und der andere gibt mir entweder Anlaß, sein Motiv zu erraten — nach Analogie meiner eigenen Motivierbarkeit, — oder er teilt mir sein Motiv sprachlich mit; und dann mache ich mir

---

[1] LIPPS: Psychologische Studien. Bd. 1, S. 695 ff. — PRANDTL: Die Einfühlung. Leipzig 1910. — STERN: Einfühlung und Assoziation usw. Hamburg 1898. — VOLKELT, Zeitschr. f. Psychol. Bd. 32, 1903. — Literatur und Kritik bei GEIGER, Ref. auf d. 3. Kongreß f. Exper. Psychol.

[2] GROOS: Der ästhetische Genuß. Gießen 1902.

klar, warum er auf Grund dieses Motivs und seiner von mir eingefühlten Eigenart so reagieren mußte, wie er es tat[1]. Es ist
klar, daß diese Vorgänge in mir mindestens teilweise auf Schlüssen
und Beurteilungen beruhen. Wenn ich also die Seelenvorgänge
eines Nebenmenschen verstehe oder begreife, so schließt dies eine
ganze Reihe verschiedenartiger seelischer Hinwendungen meines
Ichs zu dem seinigen ein. Dies Verständnis hat seine Fehler-
quellen und Unsicherheiten. Es ist ständig mit Reflexionen und
Schlußweisen durchsetzt. Dies muß gegenüber den Theoretikern
des „Verstehens" von DILTHEY bis zu JASPERS und SPRANGER
betont werden. Lediglich gewisse elementare Anteile daran,
nämlich die Art der Gegebenheit von Zuständen und Erlebnissen
des anderen Ich, sind meiner Einfühlung unmittelbar zugänglich.
Im übrigen schreitet die Erfassung des Fremd-Ich schrittweise fort
und wird erst allmählich unter steter Erfahrungskontrolle zu wirk-
lichem formulierten Wissen.

*4. Sowohl die Einfühlbarkeit eines Seelengeschehens als auch die
Einfühlungsfähigkeit eines Ich hat Grenzen. Unter den verschiedenen Begriffsbestimmungen des Seelisch-Abnormen ist die subjektivistische — der erschwerten Einfühlbarkeit — allein haltbar.*

Nun erfasse ich ständig seelische Vorgänge in anderen Ichen,
von denen ich gewiß bin, daß sie in mir niemals aufgetreten sind,
ja sogar niemals auftreten könnten. Mein eigenes Seelenleben ist
hinsichtlich dessen, was wirklich in ihm vorgegangen ist und vorgeht, begrenzt und besonders geartet. Diese Begrenzung und
Eigenartung macht gerade seine Individualität und sein Ver-
schiedensein von anderen Individualitäten aus. An anderen Indi-
viduen erfasse ich gerade dasjenige Seelische, welches sie von mir
unterscheidet, also welches zu meinem Seelengeschehen und
seiner Eigenartung nicht zugehörig ist.

Hierin liegt abermals ein Problem, dessen Lösung in eine
philosophische Erkenntnislehre gehört. Wie sie auch beschaffen
sein mag: es ist eine fundamentale Tatsache, daß das Ich — unbeschadet der individuellen Eigenartung — fähig ist, seine eigenen

---

[1] Sachlich ähnlich, aber mit anderer psychologischer Fundierung
JASPERS' Einteilung in „statisches" und „dynamisches" Verstehen.
Zeitschr. f. d. ges. Neurol. u. Psychol., Bd. 14.

Grenzen im Erfassen von Seelischem an fremden Ichen zu über-
schreiten. Mit der Einfühlung tritt das Ich in einen Entselbstungsvorgang ein. Es reißt die durch Wirklichkeit und Entwicklung
in ihm gesetzten Schranken ein, und dadurch tritt es in den poten-
tiellen Besitz weiterer seelischer Möglichkeiten: aller derer, die
zwar in ihm lagen, aber nicht zur Wirklichkeit wurden. Und
kraft dieser ihm zufallenden Möglichkeiten tritt eine potentielle
Erweiterung der Ichgrenzen ein, die das Ich befähigt, auf solches
einzelnes Seelengeschehen an fremden Ichen einfühlend sich einzustellen, welchem bei ihm selber nichts Wirkliches entspricht
und entsprechen kann. Alle Einfühlung beruht auf dieser Kunst
der Entselbstung, der Aufgabe eigener Grenzen, des Zurückgewin-
nens eigener verschütteter Möglichkeiten[1].

Unbegrenzt ist diese Einfühlungsmöglichkeit nicht. Denn nicht
alle Möglichkeiten seelischen Geschehens sind in jedem einzelnen Ich
vorgebildet. Aber eine objektiv gültige Grenze der Einfühlungsfähigkeit besteht nicht. Man kann nicht sagen, es könne bei irgendeinem Individuum etwas Seelisches geben, das prinzipell von keinem
anderen Individuum eingefühlt zu werden vermöge. Jedes einzelne
Ich wird bei seiner Einfühlung in fremdes Seelenleben irgendwo
an eine Kluft gelangen können, wo seine Einfühlungsfähigkeit Grenzen
findet. Nämlich da, wo die Eigenart der fremden Individualität und
ihres Seelenlebens mit den im Einfühlenden vorgebildeten seelischen
Möglichkeiten nicht mehr in Beziehung zu setzen ist. Das liegt nicht
bloß an der Eigenart des fremden Seelenlebens, sondern nicht minder
an der persönlichen Begrenzung der psychischen Möglichkeiten des
jeweiligen einfühlenden Betrachters. Dies wird besonders wichtig,
wenn ein abnormes oder krankes Seelengeschehen vorliegt. Mehr
und mehr werde ich der Grenzen meiner Einfühlungsfähigkeit inne,
wenn ich mich dem Seelenleben von Kindern, von primitiven Wilden,
von Tieren einfühlend zuwende. Wenn meine Einfühlungsfähigkeit
versagt, so liegt das nicht nur an der Eigenart dieser eingefühlten
fremden Seelenwelten, sondern auch an den Grenzen meiner eigenen
Einfühlungsfähigkeit. Man hat ferner versucht, bei Geisteskranken
diejenigen seelischen Vorgänge abzugrenzen, die — im Sinne der
Einfühlbarkeit — „verständlich" seien, und diejenigen, bei denen
prinzipiell jegliche Verstehensfähigkeit auf eine Kluft stoße. Letztere
seien lediglich äußerlich kausalisierbar, d. h. durch außerseelische
Ursachen bedingt. Sie seien Anzeichen eines außerseelisch bedingten Krankheitsgeschehens. (JASPERS, Allg. Psychopathol.,
3. Aufl., Berlin 1925.) Diese Lehre wäre dann richtig, wenn es objek-

---

[1] KRONFELD: Psychotherapie. 2. Aufl. Berlin 1924. — ROFFEN-
STEIN: Das Problem des Verstehens in KRONFELDS Sammlung von
Schriften zur Seelenforschung. Stuttgart 1926. Dortselbst Literatur.

tive Grenzen der Einfühlbarkeit gäbe. Dies ist, wie gezeigt wurde, nicht der Fall. Dennoch ist der aus diesem Gedanken entsprungene Forschungszweig der Psychiatrie heuristisch sehr fruchtbar geworden.

Die Psychiatrie hat es mit abnormem Seelengeschehen zu tun, mit demjenigen Seelengeschehen, dem wir unter klinisch pathologischen Gesichtspunkten Krankheit unterstellen. Die Individualitäten, um deren Seelenleben es sich handelt, sind in besonderer Weise von meiner eigenen unterschieden. Sie machen meiner Einfühlungsfähigkeit besondere Schwierigkeiten. Mit dieser Feststellung eröffnet sich eine heuristische Inhaltserfüllung des Begriffes des Abnormen im Seelischen. Er wird, losgelöst von objektiven klinischen Unterstellungen, aus der unmittelbaren psychologischen Erfahrung bestimmbar.

Der Begriff des Abnormen an seelischen Vorgängen kann drei Bedeutungen haben:

a) Eine feststellende (ontologische) Bedeutung: das Abnorme ist das numerisch Seltene.

Diese Auffassung setzt voraus, daß das Richtige, das Normale zugleich das Häufige sei, das durch die allgemeine Meinung Gebilligte oder mindestens ihr Entsprechende. Hierbei werden zufällige und wechselnde Zahlenverhältnisse zum gültigen Richtmaß gemacht. Folgerichtig wäre jeder, der nicht ist wie die Mehrheit, als abnorm anzusehen. Da aber jedes Individuum sich hinsichtlich seiner Eigenart von anderen unterscheidet, so wäre es gerade in demjenigen, was sein individuelles Wesen ausmacht, abnorm. Und normal wäre nur solches Seelisches, welches entindividualisiert ist.

b) Eine wertende (normative) Bedeutung: das Abnorme ist dasjenige, was der Norm widerspricht.

Wie schon früher ausgeführt, entstammt der hier zugrunde liegende Begriff der Normalität im Sinne einer Wertnorm, eines Vorbildes keiner konstatierenden Seinswissenschaft. Ähnlich wie der Speerträger des Polyklet einen Kanon, eine Norm des männlichen Körpers für die hellenische Kunst willkürlich einsetzt, ähnlich setzt der wollende Geist willkürlich und schöpferisch, aber auch dogmatisch eine Norm des Seelischen überhaupt fest. Es wird also ein Wertmaßstab in eine Seinswissenschaft hineingetragen. Dieser Wertmaßstab müßte durch eine Normwissenschaft, die nichts mit der ontologischen Einzeldisziplin zu tun hat, begründet werden. Dem weltanschaulichen, philosophischen, ethischen Bekenntnis wäre die Bahn geöffnet, um in die wissenschaftliche Gestaltung einer Erfahrungswissenschaft hineinzugreifen. Selbst wenn es gelänge, einen derartigen Normbegriff für seelisches Leben und Individuellsein wirklich mit Inhalt zu erfüllen, so würde dennoch für die Forschung damit nichts erreicht werden. Die Vorbilder großer Männer oder die Ideen vom Helden, vom schöpferischen Menschen usw., welche man als derartige Normen aufgestellt hat (HILDEBRANDT, 1. c.), können zwar zu Vorbildern des Strebens werden; aber sie geben immer nur Wertmaßstäbe für eine Vergleichung und niemals empirische Anhaltspunkte für die Erkenntnis von Seelischem. Dabei würde aber jeder empirische Mensch insofern abnorm sein, als er dem aufgestellten Vorbild, dem Wertmaßstab, der Idee ja wesensmäßig niemals voll zu entsprechen vermag, eben weil er ein empirisch gebundenes und begrenztes Wesen ist. Der Begriff der Abnormität würde dadurch wissenschaftlich unanwendbar werden: ein jeglicher Mensch wäre abnorm, und zwar im Sinne eines Unwerturteils.

c) Eine relativierende (subjektivistische) Bedeutung: abnorm ist dasjenige seelische Geschehen, dessen Einfühlbarkeit schwierig ist.

Diese Begriffsbestimmung ist die allein haltbare. Unmerklich erwächst die Schwierigkeit der Einfühlung aus den gewöhnlichen und alltäglich geübten Einfühlungsvorgängen gegenüber dem fremden Seelenleben, das uns ständig umgibt. Aus diesen wächst die Schwierigkeit gleitend und kontinuierlich heraus, sobald es sich um ein abnormes, seelisches Geschehen handelt; und dies Wachsen entspricht dem Grad der Abnormität. Die Schwierigkeit besteht darin, daß wir den Entselbstungsvorgang, der die Einfühlung einleitet, weitertreiben müssen, als wir dies für gewöhnlich zu tun brauchen. Die Umwelt im weitesten Sinne gestaltet einen Teil unserer psychischen Möglichkeiten und „Anlagen" zur Verwirklichung, einen weitaus größeren anderen Teil nicht. Die Selbsthingabe bei der Einfühlung besteht in der Erweiterung unserer seelischen Wirklichkeit bis in unsere seelischen Möglichkeiten hinein. Je weniger das Ich ichselbst bleiben kann, je mehr es von sich preisgeben muß, um ein fremdes seelisches Leben einzufühlen: um so abnormer ist dieses fremdseelische Geschehen. Wenn die Einfühlungsfähigkeit versagt, bleibt bloß psychologische Resignation übrig.

Das Kriterium des Abnormen im Seelischen ist mithin die schwere Einfühlbarkeit, die Ich-Fremdheit mit Bezug auf den Einfühlenden.

Dieses Kriterium ist:

a) ein psychologisches: es zieht keinerlei sonstige Annahmen zu seiner Anwendung heran, auch keine aus der klinischen Pathologie, der es vielmehr vorausgeht;

b) ein **relatives**: Die Ich-Fremdheit, die Schwereinfühlbarkeit hat Grade. Diese Relativität gilt aber auch mit Bezug auf den jeweils einfühlenden Beobachter selber; da sein Ich immer subjektiv gebunden ist und das Loskommen davon beim Einfühlungsvorgang seine subjektiven Grenzen hat, so gilt das Urteil, daß irgendein Seelengeschehen abnorm sei, nur relativ zu dem Urteilenden;

c) ein **subjektivistisches**: ein Seelenleben, welches der Einfühlung des einen Menschen bereits unzugänglich ist, kann derjenigen eines anderen noch offen sein.

Aus diesen Besonderheiten des Abnormitätsbegriffes im Psychischen folgt: wenn ein Seelenvorgang als abnorm bezeichnet wird, so liegt darin niemals eine **Erklärung** desselben. Vielmehr liegt darin nur ein **Erkennungsmoment** dafür, daß dieser Seelenvorgang in gewisser, besonderer Weise **erklärungsbedürftig** ist. Die Abnormität eines Seelengeschehens ist demnach nicht mehr und nicht weniger als ein **heuristischer** Hinweis für die Forschung. Die objektive Erklärung des Seelisch-Abnormen kann nur von einer Erkenntnismethode geliefert werden, welche **jenseits des bloßen Verstehens- oder Einfühlungsvorganges** liegt. Abnorm sind für den typischen Beobachter unserer Zeit und Kultur manche Seelenvorgänge beim genialen Menschen, beim Kinde, beim Menschen früherer historischer Epochen oder anderer ethnischer Kulturkreise[1]. Für die Psychiatrie ist der Abnormitätsbegriff nur insofern wichtig, als unter ihn auch Seelenvorgänge des geisteskranken oder krankhaften Seelenlebens fallen. Dadurch wird es heuristisch erfordert, ein abnormes Seelenleben weitmöglichst durch die Rückbeziehung auf klinisch-pathologische Gesichtspunkte, durch Krankheit oder Krankhaftigkeit objektiv zu erklären. Die Begriffe des Abnormen und des Krankhaften unterscheiden sich mithin dadurch, daß ersterer psychologisch, relativ und subjektiv gilt, letzterer nicht rein psychologisch, objektiv und schlechthin gilt. Der Begriff des Krankhaften dient in der Psychiatrie in weitem heuristischen Ausmaß zum Erklärungsgrunde des Abnormen im Seelengeschehen.

Zusammenfassung.

Die Tatsächlichkeit fremden Seelenlebens beruht auf der grundsätzlichen, psychologisch nicht ableitbaren Voraus-

---

[1] K RONFELD: Das Seelisch-Abnorme und die Gemeinschaft. Stuttgart 1925.

setzung der Existenz und Ich-Gleichheit des Fremd-Ichs. Die Tatsachen des fremden Seelenlebens werden von denjenigen des eigenen Seelenlebens widergespiegelt. Ihre Tatsächlichkeitsmerkmale, ihre Gegebenheitsweisen sind mithin die gleichen wie diejenigen des eigenen Seelenlebens. Der Widerspiegelungsvorgang beruht auf Einfühlung, die durchsetzt ist von unwillkürlichen und willkürlichen Analogieschlüssen. Die Einfühlung gibt die tatsächliche Eigenart des einzelnen fremdseelischen Geschehens und ist in diesem Sinne eine abgeleitete Erkenntnisquelle, die ihre Evidenz letzten Endes von der unmittelbaren Selbsterkenntnis des Ich herleitet. In der Einfühlung bezieht sich das Fremdseelisch-Gegebene unmittelbar auf eine Individualität, die als Ganzes, Unterschiedenes und doch Gleiches vorausgesetzt wird, deren Wesen aber nur an den einzelnen eingefühlten Inhalten bestimmbar wird. Die Einfühlung ist begrenzt, und ihre Grenzen sind relative. Demgemäß ist unser Wissenkönnen vom fremden Ich Stückwerk, nicht nur den Inhalten nach, sondern auch hinsichtlich der Sicherheit der Erkenntnis. Einfühlung selber ist ein Innewerden, welches wissenschaftlicher Bearbeitung unterliegt, ohne selber schon wissenschaftliche Erkenntnis zu sein. Der Abnormitätsbegriff ist durch die Möglichkeit von Einfühlung bestimmbar und infolgedessen nur relativ gültig. Er bedarf heuristisch der objektiven Fundierung in den Begriffen der Krankhaftigkeit und der Krankheit, ohne sie aber ausschließlich dort zu finden.

III. Die Probleme der wissenschaftlichen Methoden in der Psychologie des Abnormen.

1. Der Unterschied des Weges zum Gesetz und des Weges zur Individualität deckt sich nicht völlig mit dem Gegensatz der naturwissenschaftlichen und der geisteswissenschaftlichen Seelenlehre. Heuristisch sind beide methodologischen Grundtendenzen sogar vereinbar.

Nach dem Gesagten wird die adäquate Erfaßbarkeit von abnorm-seelischem Geschehen zwar vorausgesetzt, jedoch die Verarbeitung des Erfaßten im Sinne wissenschaftlicher Erkenntnis wird zum Problem. Das Wesen wissenschaftlicher Erkenntnis ist Beschreibung, Zergliederung, Ordnung, Erklärung nach Gesetzen, durch welche sich das zufällig Gegebene als notwendig bestimmt erweist. Diese Forderungen gelten auch für die Erkenntnis abnorm seelischer Gegebenheiten.

Die Anwendung des Wissenschaftsbegriffes auf abnorm Psychisches führt also zum Allgemeinen und Allgemeingültigen, zum Gesetz. Nun ist aber seelisches Geschehen wesensmäßig individuelles Geschehen, — mit all denjenigen Merkmalen der Einmaligkeit und Einzigartigkeit behaftet, die im Begriff des Individuellen liegen. Es treten demnach zwei leitende Tendenzen der Erkenntnis in einen Gegensatz: die im Wissenschaftsbegriff liegende Tendenz zum Allgemeingültigen, und die im Wesen des Gegenstandes liegende Tendenz zum Individuellen, Einmaligen und Einzigartigen. Kaum scheint es möglich, beiden Tendenzen in einer wissenschaftlichen Erkenntnis zu genügen.

Man hat — mit bezweifelbarem Recht — diesen Gegensatz identifiziert mit demjenigen der naturwissenschaftlichen und der geisteswissenschaftlichen Forschungsweise. (DILTHEY, RICKERT, WINDELBAND, TROELTSCH, MAIER, M. WEBER.) Psychologie wäre hiernach entweder eine naturwissenschaftlich orientierte Erkenntnis oder eine geisteswissenschaftlich orientierte. Der prinzipiellen philosophischen Tragweite dieser Trennung entspricht ein unausgetragener Streit in der gegenwärtigen psychologischen Forschung. Die eine Richtung behauptet mit ihren großen Vorbildern LOTZE, FECHNER, WUNDT, BRENTANO, — daß die Erkenntnis von Seelischem nach ihrem grundsätzlichen Fundament diejenige von Natur überhaupt sei, und sie bestreitet, daß es noch eine andersgeartete Erkenntnis von Seelischem geben könne oder müsse. Die andere Richtung folgert aus dem Wesen der Individualität, daß die Erkenntnis von Seelischem prinzipiell keine Naturwissenschaft sei, sondern eine philosophische, historische oder geisteswissenschaftliche Erkenntnis von eigenen Richtmaßen. Die Frage, ob die Erkenntnis des Seelischen zur Naturwissenschaft gehört oder zur Geisteswissenschaft, ist im Grunde ein terminologisches Scheinproblem, dessen Lösung von demjenigen philosophischen Begriff von Natur oder Geist abhängt, den man bevorzugt. (Vgl. KRONFELD: Wesen usw. — L. BINSWANGER: Allgemeine Psychologie. Berlin 1921.)

Der unvoreingenommene Standpunkt der Erkentnis ist der: zwar gibt es nur eine Wahrheit, d. h. zwei widersprechende Aussagen über den gleichen Gegenstand können nicht beide richtig sein; andererseits aber ist jeder Forschungsgesichtspunkt heuristisch zulässig und sogar notwendig, der die Erkenntnis in irgendeiner Hinsicht fördern könnte. Entsprechend der Logik und Struktur aller empirischen Seinswissenschaften ist auch auf psychischem Gebiete der Weg von den Tatsachen zum Gesetz der vorgezeichnete. Wo jedoch auf diesem Wege Schwierigkeiten auftauchen, seien sie nun grundsätzlicher oder praktischer Art, da wird man sich über ihre Bedeutung und Tragweite klarwerden müssen. Sind diese Schwierigkeiten lediglich solche der praktischen Anwendung des ebengenannten Erkenntnisgesichtspunktes, so wird man sie durch Zwischenschaltung besonderer Methoden interpolieren. Sind sie aber von grundsätzlicher Bedeutung, so wird unser leitender Forschungsgesichtspunkt nicht aufgegeben werden dürfen, man wird ihn jedoch durch andere Arbeitsweisen ergänzen. Auch wenn eine Synthese nicht möglich sein sollte, ist heuristisch an der Vereinbarkeit der Methoden festzuhalten und eine Integration ihrer jeweils gelieferten Erkenntnisse erforderlich.

2. Unter dem Inbegriff der verallgemeinernden Forschungsgesichtspunkte werden alle Erkenntnisverfahren von abnorm Seelischem zusammengefaßt, welche von der Individualität fort und zu allgemeinen Gesetzen und Bestimmungen hinzielen.

Die verallgemeinernde Forschungsweise im Seelischen gleicht insofern den physischen Naturwissenschaften, als sie darin besteht, die seelischen Vorgänge analog der Erkenntnis von körperlichen Vorgängen zu bearbeiten, eine völlige Gleichartigkeit der Beobachtungs-, Zergliederungs-, Beschreibungs- und Erklärungsweisen anzustreben.

Was kann eine solche naturwissenschaftliche, empirische und induktive Forschung im Gebiete des Seelisch-Abnormen leisten ? Sie tritt an die Äußerungen des Psychischen als naturgegenständliche Abläufe heran. Sie zerlegt dieselben in einfachere Bestandteile und sucht sie als Zusammensetzungen aus diesen einfacheren Bestandteilen zu beschreiben. Sie sucht sie ferner als Wirkungen von Ursachen zu erklären, aus „Kräften", welche sie jenen der äußeren Natur analogisiert. Wie die Physiologie eine Funktion des Körpers studiert, indem sie ihren Ablauf und ihre Zusammensetzung in einfachste Bestandteile und Bedingungen zu zerlegen und aus diesen wieder aufzubauen sucht, und wie sie den funktionalen Vorgang in allen Einzelheiten als Wirkung von Ursachen „kausal-mechanistisch" zu erklären versucht, ebenso verfährt dieser Forschungsgesichtspunkt auch im Psychologischen. Voraussetzung dazu ist, daß überhaupt ein gleichartiges Geschehen ermittelt werden kann. Die Herausarbeitung der als existierend hypostasierten Gleichartigkeiten geschieht durch

Absehen von dem jeweiligen, vereinzelten individuellen Zusammenhang. Ebenso wird das als „einfacheres" Seelisches vorausgesetzte aus dem „zusammengesetzten" Geschehen durch Abstraktion herausgelöst. So kommt man zu verschiedenen Arten „einfachster" seelischer Gegebenheiten und Vorgänge. (Beispiele: MACH, ZIEHEN, AVENARIUS.) Diese Vorgänge sind „verursacht": es wird ein System von Ursachen und Wirkungen konstruiert, denen Kräfte unterlegt werden. Durch Veränderung der Bedingungen, unter denen etwas Seelisches vorgeht, kann man diese Ursachen des Geschehens studieren. Hier hat das psychologische Experiment seine Wurzeln.

Diesen Forschungsgesichtspunkt wendet man nun auch auf das a b n o r m e Seelengeschehen an. Hier ist das Material zunächst nur an gewissen Äußerungsweisen erkennbar. Diese Äußerungsweisen werden durch Abstraktionen nach gleichförmiger Wiederholbarkeit geordnet, so daß an verschiedenartigem konkreten Einzelgeschehen irgend etwas überhaupt erst einmal mit anderem vergleichbar wird. Auf diese Weise kommt man zu solchen vergleichbaren Äußerungsweisen, die man als einfachste, elementare, psychische Reaktionen des abnormen Seelenlebens bezeichnet. Diese Äußerungsweisen sind n i c h t das abnorm Psychische. Das Psychische steckt „hinter" ihnen. Es ist „an" ihnen gegeben. Es handelt sich im wesentlichen um Formen der Motorik und der Sprachmotorik. Dies Ausgangsmaterial kann nach verschiedenen Methoden bearbeitet werden.

a) **Bewegungsphysiologie.** Die physiologische Analyse wird auf diejenige Motorik übertragen, „hinter" der wir abnormes psychisches Geschehen erkennen oder vermuten, oder die doch mit abnormem seelischen Geschehen beim gleichen Falle mindestens äußerlich zusammentrifft.

b) **Elementarpsychopathologie.** Aussagen verschiedenartiger Menschen werden durch Abstraktion auf Gleichartigkeit und Wiederholung verglichen und auf ihre einfachsten Bestandteile zurückgeführt. Durch eine derartige Schematisierung erhält man ein allgemeines „elementares" Material von seelisch abnormen Inhalten und Vorgängen, und dies wird naturwissenschaftlich induktiv verwertet. Es ist eine Arbeitsweise von gleicher Struktur wie diejenige der Chemie, eben nur an p s y c h i s c h e n „Elementen", „Verbindungen" und „Prozessen". Diese werden qualitativ und soweit möglich quantitativ analysiert, experimentell erzeugt oder variiert und in ihrem zeitlichen Nacheinander kausalisiert. Dies Verfahren bietet den Vorteil, das aus der Psychologie bekannte nicht-abnorme Material zum Vergleich heranziehen zu können. Die physiologische Psychopathologie vermag auf diese Weise die Erforschung der motorischen Eigenvorgänge nach der abnorm-psychischen Seite hin zu ergänzen. Sie bedient sich dieses Verfahrens ferner, um Material über die abnormen körperlichen Begleitzustände und deren Verknüpfung mit abnormen seelischen Vorgängen zu gewinnen. Fraglos hat die Psychopathologie dieser Arbeitsweise wertvolle Anregungen zu verdanken. Gewisse Teile der Psychopathologie lassen sich in den elementaren Formeln von Assoziation, Dissoziation, Reaktion und Reproduktion durchaus zulänglich darstellen. Aber weder das Psychische noch das psychisch-Abnorme ist darin erfaßbar, daß es als eine Summe oder Verbindung gleichartiger Elemente vorgestellt wird, oder darin, daß man es als ein Agglomerat mechanischer Einzelabläufe erklärt.

c) **Experimentelle** („physiologische") **Psychopathologie.** Nicht nur die motorischen Abläufe als solche können hinsichtlich ihrer Art, ihrer Eintrittsbedingungen und ihres Verlaufes experimentell untersucht und variiert werden, sondern gerade aus derjenigen Motorik, „hinter" welcher abnormes psychisches Geschehen steht, hat sich eine experimentelle Physiologie der Reaktionsweisen herausgebildet. Diese sieht in der Motorik schon nicht mehr den bloßen Ablauf einer Bewegung, sondern bereits ihren „Sinn", insofern psychische Ausgangspunkte und Bedingungen die Reaktionsart und den Reaktionsverlauf mitbestimmen. Diese Reaktionsphysiologie ist also bereits nicht mehr rein physiologisch, sondern ein Gebiet der Psychologie.

Beispiele für die Bedeutung dieser Forschungsweise im Psychopathologischen sind etwa die pharmaco-psychopathologischen Experimente KRAEPELINS und seiner Schule, die Untersuchungen von SOMMER und seiner Schule auf motorischem Gebiete, die Untersuchungen STRANSKYS zur Sprachmotorik.

Von hier aus kann sich die experimentelle Setzung gleichförmiger oder gleichförmig abgeänderter Aufgaben zur Prüfung besonderer Funktionsgruppen zuspitzen — sei es, daß diese Funktionsgruppen an sich abnorme seien oder daß normale Leistungsprüfungen an einem Material von abnormen oder kranken Persönlichkeiten durchgeführt würden.

Hierher gehören neben den mannigfaltigen Tests für die „Intelligenz", die Art und der Grad der Demenzen, für charakterologische und ethische Fähigkeiten — wie sie in der Psychiatrie seit langem laufend entwickelt wurden, ohne daß man mit ihnen wesentlich weitergekommen ist als mit den explorativ-psychologischen Verfahrensweisen, — insbesondere die im engeren Sinne experimentellen Arbeiten von GREGOR, ISSERLIN, SOMMER, KRONFELD, RORSCHACH, KIBLER usw.

Eine dritte Gruppe experimenteller Untersuchungen legt den Nachdruck nicht sowohl auf die objektive Aufgabe und ihre Bedingungen, als vielmehr auf das subjektive Verhältnis der einzelnen Versuchsperson zu dieser Aufgabe, auf ihre inneren Erlebnisse während des Vollzuges der Aufgabe. Worin der Wert beruht, den diese experimentelle Richtung den Selbstschilderungen der Versuchspersonen während der Erfüllung der experimentellen Aufgabe zuerteilt — das wird aus dem Späteren hervorgehen. Die Psychopathologie hat diese Entwicklung der experimentellen Verfahrensweise von der Psychologie der KÜLPEschen Schule, insbesondere der modernen Denkpsychologie, wenigstens im Grundsätzlichen übernommen (BÜHLER, ACH, MESSER, WATT, WESTPHAL, SELZ, LINDWORSKY u. a. m.).

Mit dieser Versuchsanordnung ist es z. B. gelungen, die Bedingungen des Erlebens von Sinnestäuschungen genauer aufzuhellen (PERKY, L. MARTIN). Am fruchtbarsten hat sich jedoch die Selbstschilderung eines experimentell gesetzten, abnormen Erlebens und Reagierens in den Versuchen erwiesen, in denen eine akute Vergiftung erzeugt wurde, infolgederen teils direkte psychische Folgewirkungen abnormer Art auftraten, teils individuell vorgebildete latente Dispositionen abnormer Art zur Enthemmung und Auslösung gelangten. Die Selbstschilderungen ergaben hier, wenn die Versuchspersonen geübte Psychologen waren, wertvolles deskriptives Material für eine ganze Reihe seelischer und abnorm seelischer Probleme. So die experimentellen Vergiftungen mit Meskal (KNAUER, GUTTMANN, MAYER-GROSS und seine Mitarbeiter, BERINGER), mit Haschisch (JOEL und FRAENKEL).

d) Psychopathologie des Verhaltens. Die Äußerungsweisen des abnormen seelischen Geschehens werden heuristisch für das dahinter stehende, abnorm seelische Geschehen selber genommen. Man beobachtet die Summe dieser Äußerungen als „Verhalten" und studiert dieses Verhalten hinsichtlich seiner objektiven Gesetzmäßigkeiten. Hierbei ist die Beziehung auf das Ganze des Organismus das unterscheidende Merkmal von der Physiologie der bloß vereinzelten motorischen Geschehensform.

Der sich abnorm verhaltende Organismus ist der Gegenstand dieser Betrachtungsweise, die sich selber noch nicht dafür entschieden hat, ob sie als Physiologie oder als Psychologie gelten wolle.

In beiden Ländern, in denen diese Forschungsmethode sich ausgebreitet hat, in den Vereinigten Staaten und in Rußland, tritt sie mit dem Anspruch auf, „objektive" Psychologie und damit eine physiologische Naturwissenschaft zu sein. Was sie von der bisherigen Psychologie trenne, sei die Ausschaltung aller Selbstbeobachtungen. In den Vereinigten Staaten ist dieser „Behaviorismus" (WATSON und seine Schule) durch McDOUGALL (Psyche 1925) in seinen methodischen Ansprüchen teils widerlegt, teils in die gesamte Methodenlehre der Psychologie eingegliedert worden. In Rußland hingegen findet die „Reflexologie", die Auflösung des Psychischen in eine Reihe von „bedingten Reflexen" und das Studium der Gesetzmäßigkeiten dieser Bedingungen (BECHTEREW und seine Schule) ungehemmte Ausbreitung, auch im Gesamtgebiet der Psychopathologie. Soviel sich grundsätzlich gegen die Überspannung dieser Forschungsweise sagen läßt, die auf eine Negation des Psychischen selber hinausläuft, also auf eine „Blindheit vor Tatsächlichem" (McDOUGALL) — so ist sie heuristisch recht fruchtbar. Den Beweis dafür liefern zwar nicht sowohl die neuen russischen Reflexologen, als vielmehr der eigentliche Altmeister der reflexologischen Forschungseinstellung auf abnorm psychischem Gebiete: WERNICKE und seine Schule.

e) Leistungs- und Arbeitspsychopathologie. Das motorische Geschehen, und so auch das abnorm seelisch bedingte motorische Geschehen, wird mit Bezug auf dasjenige betrachtet, was dadurch zustande gebracht wird, bewirkt wird. Eine Voraussetzung dieser Betrachtungsweise ist, daß das Geschehen nicht mehr bloß ein mechanischer Ablauf und nicht mehr bloß ein reagierendes Verhalten sei, sondern „sinnvoll", von einem Zweck geleitet, zu etwas dienend. Dieses „Etwas" muß natürlich als psychisch gesetzt und „gewollt" unterstellt werden, d. h. aus dem motorischen Geschehen wird „Handlung". Insofern die Handlung einen — seelisch gegebenen und also motivierenden — Sinn hat, einen gewollten Effekt, einen Zweck, kann man die mit ihr gesetzte Leistung studieren, nämlich die in ihr einbegriffene Arbeit und deren subjektive Voraussetzungen: Leistungsfähigkeiten, Übung, Gewöhnung, Ermüdung usw.

f) Ausdrucks- und Reaktionspsychopathologie. Die Motorik wird als Äußerungsweise von abnorm Seelischem aufgefaßt, als Signal für ein mit ihr zusammenhängendes abnormes seelisches Geschehen, dem sie „entspricht": als dasjenige, was man — ohne weitere psychologische Differenzierung — vorläufig als Ausdruck bezeichnet. Hier wird also das Seelische, dessen Ausdruck die Motorik ist, jeweils der eigentliche Gegenstand der Untersuchung. Freilich bleibt — selbst wenn man die grundsätzliche Frage beiseite läßt, die in den Begriffen „Ausdruck" und „Entsprechung" liegt — zunächst immer noch zu prüfen, inwieweit die motorischen Ausdruckserscheinungen des abnormen Seelischen in gleicher Weise Entsprechungen darstellen wie die nicht abnormen; inwieweit überhaupt noch ein Ausdruck vorliegt, inwieweit die Ausdrucksweisen ihrerseits abnorme sind, und welch sonstige Darstellungsweisen motorischer Art das abnorme seelische Geschehen neben dem Ausdrucksmäßigen noch aus sich hervorbringt. Untrennbar damit verknüpft ist die Erforschung der motorischen Reaktionsformen überhaupt. Unter Reaktionsformen werden hierbei nicht die bloßen Abläufe des Motorischen verstanden, sondern die Zusammenfassung der einzelnen motorischen Vorgänge zu gestalteten Einheiten, zu Strukturen, denen in ihrer Ganzheit jeweilig seelische Entsprechungen zugrunde zu liegen vermögen. Es handelt sich also um Dispositionen besonderer Art — zur Ordnung und Zusammenfassung von motorischen Abläufen zum Ganzen eines Sinnes, der psychisch gegeben zu sein vermag — oder auch nicht. Man studiert das motorische Geschehen besonders im Hinblick auf zugrundeliegende einzelgeschichtlich oder stammesgeschichtlich vorgebildete Dispositionen zu sinnvollen Bewegungsgestaltungen, die ihren Sinn und ihre Auslösung jeweils durch Psychisches erhalten könnten.

Die abnorme Mimik und Gestik sind ein Teil dieser gestalteten Motorik. Alle abnorme Motorik wird heuristisch unter den Gesichtspunkt gestellt, als ob sie mimischen oder gestischen Sinn besitze.

Die Sprache ist unter den hier gemeinten sinnvollen Reaktionsweisen das eigentliche Zentrum. Einer der Gesichtspunkte, unter denen man die Sprache bei seelisch abnormen Geschehen betrachtet, wenn auch der primitivste, ist derjenige, sie als Teil der Motorik überhaupt einzugliedern. Die Sprachmotorik läßt sich nach den gleichen Gesichtspunkten erforschen wie die Handlungsmotorik. Aber schon wenn wir an die ausdruckspsychologische Betrachtung der Sprache herangehen, zeigen sich Unterschiede zur übrigen Ausdrucksmotorik, welche die bisher genannten Gesichtspunkte als zu enge erscheinen lassen. Mimik, Physiognomik, Ausdrucksmotorik, Handlung sind zwar „sinnvoll", aber es ist nicht so, daß das Subjekt sich willkürlich ihrer bediente, um etwas von sich kundzugeben. Bei der Sprache handelt es sich um mehr. Sprache ist die gewollte, erlernte, in sich geordnete Kundgabe von etwas, was der Sprechende „meint". Neben dem Sprachmotorischen ist also zu erforschen:

a) Was der Sprechende meint (Bedeutungsfunktion der Sprache).

b) Wie er es meint (Ausdrucksfunktion der Sprache).

c) In welcher Weise er das so Gemeinte sprachlich kundgibt (Kundgabefunktion der Sprache. Hierzu gehören vor allem die Funktionsgruppen der Sprachform: die „phasischen", die grammatischen im weitesten Sinne, die stilistischen und die logistischen Sprachfunktionen.)

In jedem abnormen Einzelfalle läßt sich für alle genannten Gesichtspunkte fragen, ob der beobachtete Sprachvorgang sich mit dem entsprechenden nicht-abnormen Sprachvorgange deckt, oder inwiefern er von ihm abweicht. Diese Fragen aber lassen sich mit den bisherigen Untersuchungsmethoden nicht mehr beantworten. Die Erforschung des sprachlichen Inhalts erfordert weitere Weisen psychologischer Erkenntnis. Beim abnormen Seelengeschehen können die Bedeutungen der sprachlichen Gebilde sich gegenüber ihrer nicht-abnormen Anwendung verändern, d. h. es kann mit den Sprachzeichen in gewissen Fällen nicht mehr die gleiche Bedeutung verbunden sein, wie beim nicht-abnormen Seelenleben. Ferner kann die Art der sprachlichen Kundgabe anderen Gesetzen folgen, als diejenigen sind, die im nicht-abnormen Seelenleben herrschen. Ferner kann der Sprachinhalt etwas anderes meinen, als mit ihm im nicht-abnormen Seelenleben gemeint wäre. Die Sprachzeichen haben zwar noch die gleichen Bedeutungen, aber was sprachlich gemeint wird, ist etwas anderes, als was das nicht-abnorme Seelenleben auszudrücken pflegt. Bedeutungsvoller noch ist das Studium abnormer Modifikationen der Sprachform. Schon bei den dysphasischen Störungen ist es gesichert, daß sie im weitesten Sinne grammatische (Pick) sind; die sprachlichen Eigenarten und Neologismen der Schizophrenen sind nicht bloß Eigenarten der Phasie und des Grammatismus, sondern mit höherem Rechte als spezifische Eigenarten des Stiles und des Logismus, also denk- und erlebnispsychologisch erfaßbar. Freilich fehlt es bislang, trotz mancher Ansätze, an dem genügenden Ausbau der erforderlichen Voraussetzung: einer Sprachpsychologie überhaupt, die nicht bloß grammatizistisch, sondern autonom-stilistisch (VOSSLER) und logistisch (MARTY, PAUL) ist[1].

g) Beschreibende (statische) **Psychopathologie.** Mit dem Augenblick, wo die Forschung hinter dem sprachlichen Inhalt der Äußerungen Geisteskranker dasjenige aufsucht, was der Kranke meint, dasjenige wovon er Aussagen macht: mit diesem Augenblick tritt das individuelle Seelengeschehen ganz unmittelbar als Forschungsmaterial hervor. Und dennoch sind die wissenschaftlichen Bearbeitungsweisen, die sich zunächst auf dieses individuelle Seelengeschehen erstrecken, verallgemeinernde — insofern als sie mit Abstraktionen, mit Vergleichungen und Unterscheidungen auf Grund allgemeiner Begriffe arbeiten.

Als Beispiel nehme man etwa die Sinnestäuschungen. Wir stellen eine ganz individuell erlebte Sinnestäuschung de facto fest. Allein so sehr wir uns erkennend den Seelenvorgängen anzupassen versuchen, die dieses Individuum im Augenblick des Erlebens aufgewiesen hat, so enthält doch schon die Feststellung, daß es sich um eine Sinnestäuschung handelte, eine verallgemeinernde Zusammenfassung unter einem Begriff, der das individuelle Geschehen in eine Vielzahl gleichartiger, und zwar gesetzmäßig gleichartiger Vorgänge einordnet. Wenn also auch die beschreibenden Gesichtspunkte der statischen Psychopathologie das Individuelle zu erfassen versuchen, so führt ihr leitender Gesichtspunkt dennoch vom Individuellen zum Allgemeinen. Und gerade darin liegt das Moment, wodurch sie auf Wissenschaftlichkeit Anspruch erheben können.

Man kann den abnormen Seelenvorgang, der gerade untersucht wird, als ein fertiges Gebilde betrachten.

Der Kranke habe beispielsweise ein Luftschiff gesehen, besetzt mit seinen Feinden, die aus demselben auf ihn herniederdrohten und ihn durch elektrische Apparate an den Gliedern lähmend beeinflußten.

Man kann ein solches Gebilde, ein solches in sich sinnvolles, raumzeitliches Geschehen als eine konkrete Gegebenheit in die

---

[1] Vgl. hierzu: KRONFELD und STERNBERG: Der gedankliche Aufbau der klassischen Aphasieforschung im Lichte der Sprachlehre. Psychol. u. Medizin Bd. II, 1927.

einzelnen Bestandteile zergliedern. Jedem Bestandteil entspricht ein besonderer Inhalt des Bewußtseins. Diese Inhalte können wir beschreibend, statisch, in ihrer Zuständlichkeit analysieren — etwa nach den Gesichtspunkten der Form und der Materie. Ferner können wir das Gebilde als Ganzes mit der übrigen raumzeitlichen Umwelt des Aussagenden psychologisch vergleichen; wir können fragen, ob die einzelnen Teile des Gebildes oder das Ganze mit dem gleichen Wirklichkeitsanspruch aufgetreten sind wie die sonstige Umwelt, oder mit einem anderen und wie dieser geartet sei. So können wir feststellen, auf welchen Sinnesgebieten und auf welchen sonstigen geistig-seelischen Gebieten die Bestandteile des Gebildes und seine Ganzheit beruhten, und ebenso, welcher Art und welcher Grundlage sein Anspruch an Wirklichkeit war. Auf diese Weise können wir beschreibend die Struktur des Gebildes ermitteln. Wir erhalten ein Bild seiner Zusammensetzung und der psychischen Grundlagen derselben, der seelischen Fundamente (oder ihrer Störungen), die eine Voraussetzung seiner Möglichkeit bildeten.

h) Funktionale Psychopathologie. Die Forschung richtet sich nicht auf das fertige Gebilde, die Erscheinung, sondern auf das Erscheinen derselben, auf ihr Zustandekommen, ihr Werden. Sie stellt fest, welche psychopathologischen Voraussetzungen beispielsweise im Augenblick des Eintretens der Sinnestäuschung bestanden; sie konstatiert die an der Gestaltung der Sinnestäuschung mitbeteiligten seelischen Vollzüge. Das Zusammenwirken dieser Vollzüge, dieser Akte, hat ja die Gegenstände gesetzt oder konstituiert, die der Kranke erlebt — Luftschiff, Feinde, Drohreden usw. Es hat sie in einer besonderen Weise konstituiert — als eine anschauliche, sinnliche Wirklichkeit von einem besonderen Überzeugungscharakter, zusammengefaßt zu einem sinnvollen und bedeutungsvollen Gesamtgeschehen. Diesen Qualitäten des so konstituierten, gegenständlichen Gebildes müssen Qualitäten der konstituierenden Akte entsprechen. Der Vollzug dieser Akte gibt dem Bewußtsein Inhalte, deren Gesamtgestalt jene Gegenstände und Gebilde „bedeutet", deren Sinn sie in einer besonderen qualitativen Weise „meint". Die Akte sind also ordnende, „intentionale" (sich auf etwas richtende), gestaltende, objektivierende Vollzüge; im Wesen des Wortes Akt liegt bereits, daß der Vollzug eines Aktes eben ein aktives Verhalten des Ich bedeutet. Damit tritt das Ich zum ersten Male in unserer psychologischen Erkenntnis als das Zentrum aller möglichen Aktrichtungen auf, als das vereinigende, die sinnvolle Gegenstandsordnung in den Aktvollzügen gewährleistende Movens. Die Akte beruhen auf seinen Funktionen, auf seinen Möglichkeiten, sich seelisch auf etwas zu richten, etwas zu intendieren, in qualitativ besonderen Weisen — wahrnehmend, denkend, wünschend, strebend usw. Die ungeordnete psychische Materie, deren sich die Akte bemächtigen, wird dadurch, daß sie dies in qualitativ jeweils besonderen Weisen tun, zu sinnvoll geordneten Inhalten des Bewußtseins, die etwas meinen, etwas bedeuten, Gegenstände geben — eben in jener Weise geben, die durch die Aktqualitäten bestimmt ist. Die Erscheinungen, von denen die statisch beschreibende Psychologie ausgegangen war, sind also fundiert in den gestaltenden Funktionen des Ich, welche sie möglich machen und tatsächlich geben.

Der Begriff der psychischen Funktion wird hier nicht weiter verfolgt; er ist noch vielfältig kontrovers, in seiner Stellung zum Ich verschiedenartig gedeutet, hinsichtlich der Anwendung auf seelische Geschehens- und Gegenstandsklassen keineswegs einheitlich geklärt. Für die Heuristik der Psychopathologie ist aber solche Klärung nicht erforderlich; die Bedeutung des Begriffes der psychischen Funktionen, der Akte und ihrer Stellung zum Ich, der Aktrichtungen und der Aktqualitäten ist so weit gesichert, als dies die praktische Anwendung auf das abnorme Seelengebiet erfordert. Wenn neuerdings BUMKE (l. c.) gegen die aktpsychologischen Methoden in der Psychiatrie den Einwand erhebt, HUSSERL habe seine Forschungen ganz anders gemeint und sei von den betreffenden Psychopathologen „mißverstanden" worden, so ist hierauf zu erwidern: der Unterschied beruht lediglich auf einer von HUSSERL angenommenen Verschiedenheit der Modalität, nicht aber des sachlichen Vorgehens. Für letzteres ist er belanglos. Es hat z. B. einen bis heute noch nicht verstummten Streit in der nachkantischen Philosophie darüber gegeben, ob KANTS transzendentale Dialektik eine apriorische oder psychologische Methode sei; diese Frage der Modalität ist aber hinsichtlich des sachlichen Inhalts und des denkerischen Vorgehens bei KANT ohne allen Einfluß geblieben. BUMKES Einwand trifft somit an der Sache vorbei. Welcher Modalität immer die psychopathologische Anwendung dieser Erkenntnisweise sein möge, ihre Leitlinie ist sachlich unanfechtbar; das Ich als das Zentrum aller möglichen Gebenheiten von Gegenständen und Bedeutungen verhält sich in verschiedenen Weisen aktiv, richtet sich in verschiedenen qualitativen Weisen auf Etwas; und dies Etwas wird zum bestimmten und bestimmt gemeinten Etwas, zum Objekt eben durch die jeweils besondere Weise dieses Sichrichtens. Die Weisen des Sichrichtens aber sind die psychischen Funktionen.

i) Erklärende (dynamische) **Psychopathologie.** Trat soeben das Ich zum ersten Male als das eigentliche aktive Zentrum aller seiner psychischen Möglichkeiten hervor, so nimmt die dynamische Forschungsrichtung diesen Standpunkt auf und führt ihn nach einer anderen Richtung weiter. Sie fragt — um bei unserem Beispiel zu bleiben: wie kommt das Subjekt jener Sinnestäuschung gerade dazu, ein Luftschiff, bestimmte Feinde, Drohungen und bestimmte Schädigungen des eigenen Körpers als wirklich zu gestalten? Was ist in seinem Seelenleben vorgegangen, um in ihm gerade derartige Erscheinungen zu determinieren? Diese Forschungsrichtung fragt also weder nach der Form und Struktur der Sinnestäuschung, noch nach den sie fundierenden oder gebenden Akten und Funktionen. Sie will nicht diese besondere Weise des abnormen Seelengeschehens mit anderen Weisen desselben vergleichen. Sondern sie fragt: Was ist in diesem Seelengeschehen gegeben, konstituiert, gemeint; sie sucht die seelischen Ursachen und Erklärungsgründe für die jeweiligen Inhalte des Bewußtseins und die in diesen intendierten Gegenstände. Es trennen sich also hier — in einer grundsätzlich nicht einwandfreien, heuristisch aber brauchbaren Weise — „Form" und „Inhalt" des abnormen Seelengeschehens, sein Wie und sein Was. Fragte man bisher nach dem Wie und seinen psychischen Fundamenten, so wird nunmehr nach der psychologischen Erklärbarkeit des Was gefragt. Diese liegt im Umkreis der früheren individuellen Erfahrungen und Stellungnahmen; sie liegt in den Eigenarten, Bedürfnissen und Umweltbedingungen des Ich — in allem dem was auf das Individuum seelisch einwirkt, und in dem, was in ihm selber an seelischen Mächten aktiv und reaktiv zur Verwirklichung drängt.

Es wird hier also nach den kausalen Verflechtungen gefragt, nach den Mechanismen seelischer Inhaltszusammenhänge. Voraussetzung ist dabei ein Begriff oder eine Fiktion von psychischen Kräften, die dem einzelnen Inhalt potentiell innewohnen und ihm einen bestimmten Wirkungswert geben (HERBART, FREUD). Das Nacheinander des seelischen Geschehens wird als ein energetischer Zusammenhang, als ein dynamisches Auseinander aufgefaßt. Die Mechanismen solchen Zusammenhängens werden durch Abstraktion isoliert, heuristisch verallgemeinert und miteinander verglichen. Vermittels einer Kette solcher Mechanismen wird der einzelne Inhalt als Nachwirkung früherer seelischer Ereignisse determiniert. Diese Determination gilt natürlich nur individuell für dasjenige Ich, das diesen Inhalt hat. Insofern unterscheidet sich diese psychologische Dynamik durch ihren Bezug auf ein jeweiliges Ich von der „toten", mechanischen Kausalverknüpfung durch Assoziation, welche die elementare Psychologie aufstellt. Aber trotz dieser Determination im Ich ist diese psychische Dynamik das Produkt einer naturwissenschaftlichen Denkweise: sie gibt eine Anwendung allgemeiner Zusammenhangsgesetze, nämlich jener dynamischen Mechanismen. Sie sucht das Individuelle gesetzmäßig genetisch zu bestimmen.

Eine solche Forschungsart muß, unbeschadet ihrer konstruktiven Unzuverlässigkeit, für die abnormen seelischen Inhaltsbildungen von besonderer Wichtigkeit und Tragweite sein. Erklärt sie doch deren Genese gerade mit Bezug auf das Ich, in welchem sie auftreten, kausal aus dessen seelischen Voraussetzungen.

Sie erklärt z. B. bei einem Menschen das Auftreten einer Sinnestäuschung dem Inhalte nach als determiniert durch unterdrückte Sehnsucht, kraft eines Mechanismus symbolischer Wunschverwirklichung. Wenn sie auch von den Inhalten des Bewußtseins ausgeht, so ist sie heuristisch doch nicht daran gebunden, die genetischen Voraussetzungen solcher Inhaltsbildungen lediglich wieder in anderen Inhalten des Bewußtseins zu suchen. Sie kann vielmehr heuristisch und konstruktiv die Auffindung dynamischer Zusammenhänge über den Kreis des Bewußtseins hinaus ausdehnen und die Fiktion eines unbewußten Seelenlebens bilden, in welchem die eigentlichen Wirkungsquellen seelischer Kräfte, Determinanten und Tendenzen ruhen. Auch dasjenige, was als Folge solchen Zusammenhanges erklärbar sein soll, braucht sich nicht auf die Bewußtseinsinhalte zu beschränken; es ist heuristisch zulässig, Handlungen, Reaktionen, seelische Formgebilde und Strukturen aller Art durch die gleiche Zusammenhangslehre erklärbar zu machen. Freilich nur genetisch erklärbar zu machen, d. h. die Ursache ihres Wirklichwerdens, ihres Eintritts zu bestimmen — nicht aber analytisch zergliedernd diese Formgebilde zu beschreiben und auf ihre Grundlagen, die Gründe ihrer Möglichkeit, zurückzuführen. So ergänzt die psychopathologische Dynamik die Bestrebungen der deskriptiven Psychopathologie und der funktionalen Psychopathologie durch eine genetische Zusammenhangslehre. (Vgl. H. HARTMANN, Grundlagen der Psychoanalyse, Leipzig 1927.)

5*

Welche Arten des Zusammenhanges kommen als Erklärungsgründe in Frage? Erstens kann Seelisches verursacht sein, und zwar wiederum durch Seelisches oder auch durch Nichtseelisches. Zweitens kann Seelisches durch anderes Seelisches motiviert sein; d. h. das motivierte Seelische ist vom Ich in einer bestimmten aktiven Weise bejaht, anerkannt, hingenommen oder gewollt, und zwar auf Grund der Tatsache, daß ein anderes Seelisches im Ich vorherging, dessen sinnvolle Folge das motivierte Seelische ist. Hier tritt innerhalb des Kausalzusammenhangs das neue Bestimmungsmerkmal des Sinnzusammenhanges seelischer Inhalte oder Ereignisse hervor. Dieser Begriff läßt sich mit den bisher genannten psychologischen Forschungsweisen weder kritisch prüfen noch studieren. Insofern geht die Erkenntnis von Motivation darüber hinaus und bedarf eines besonderen psychologischen Arbeitsgesichtspunktes. Drittens gibt es Zusammenhänge von Seelischem mit anderem Seelischen, bei denen der Ursachenbegriff durch denjenigen eines besonderen dynamischen Mechanismus eingeengt wird. Diese Zusammenhangsbeziehungen lassen sich zunächst nur logisch abbilden: Teil und Ganzes, Ähnlichkeit, zeitliche Beziehung, Beziehung durch Gefühlsgleichheit, durch Inhaltsverwandtschaft, Zeichen (Symbol) und Bedeutung, endlich verschiedene Sinnbeziehungen, welche zwischen zwei Inhalten oder Vorgängen bestehen können und welche sich so mit dem Ursachenmoment verbinden, daß das seelische Geschehen des einen Inhalts zugleich auch die genetisch-dynamische Ursache für den Eintritt des zweiten wird. Ein Bewußtsein dieses Zusammenhängens braucht im Ich nicht zu bestehen; ja diese „unbewußten" Zusammenhangsmechanismen sind psychopathologisch die wichtigsten.

Und hier verknüpft sich die psychopathologische Dynamik mit der Dispositionslehre und mit der Entwicklungspsychologie, wonach die Bereitschaft und die Wirkungsweise bestimmter derartiger dynamischer Mechanismen im einzelnen Ich vorgebildet sein kann.

Die am weitesten ausgebildete genetisch-dynamische Theorie des abnormen Seelengeschehens auf dieser heuristischen Grundlage ist die Psychoanalyse. Das dynamische Movens, die psychische Energie wird bei ihr gedacht als Libido. Libidobesetzung eignet jedem psychischen Inhalt oder Vorgang. Das Maß derselben bestimmt seine determinierende Nachwirkung auf das spätere seelische Ge-

schehen. Diese Nachwirkung erfolgt im Wege bestimmter dynamischer Mechanismen: psychische Inhalte werden aus dem Bewußtsein
verdrängt, oder psychische Energien werden nach bestimmten Gesetzen von einem Inhalt zum anderen weitergeleitet oder bestimmte
Symbole treten ins Bewußtsein an Stelle eigentlicher Inhalte, die
nicht bewußtseinsfähig sind. Die Libidoreservoirs, die seelischen
Strukturen von größtem Wirkungswert, liegen im unbewußten
Seelenleben und sind entwicklungspsychologisch vorgebildet: es sind
bestimmte „Komplexe", aus denen die Gefühlsbeziehungen des Ich
zu anderen Ichen und zu sich selber immer wieder neu determiniert
werden. Aus der Art, wie ein Ich sich in seiner ersten Kindheits-
entwicklung zu diesen Komplexen verhalten hat, kann man alle
späteren Bildungen des abnormen Seelenlebens rückläufig dynamisch-
genetisch erklären.

*3. Unter dem Inbegriff der individualisierenden Forschungsgesichts-
punkte werden alle Erkenntnisverfahren von Abnorm-Seelischem
zusammengefaßt, welche auf die Individualität in ihrer wesensmäßigen Vereinzelung hinzielen.*

Alle bisherigen psychologischen Erkenntnisverfahren — die
äußerlichen wie die verfeinerten — hatten etwas gemeinsam: sie
sammelten empirische Materialien, Gleichartigkeiten und Wieder-
holungen von Seelischem, und sie verknüpften solche Gleichartigkeiten zu induktiven Gesetzen. Aus diesen Gesetzen wiederum
erklärten sie determinierend die konkrete Wirklichkeit des abnorm-
psychischen Einzelfalles. Sie standen alle dem Seelischen gegenüber wie einem äußeren Naturobjekte, einem mikroskopischen
Präparat, einem chemischen Versuch. Sie beobachteten es ge-
wissermaßen in seiner Mechanität. Diese Mechanität aber war
eine von der äußeren Naturwissenschaft übernommene wissenschaftliche Maxime. Jede Beschreibung, jede Klassifikation von
Erscheinungen enthält bereits insgeheim derartige hineingetragene
Voraussetzungen; ja, diese bilden die Leitlinien für die abstraktiven Vereinfachungen, mit denen jedes Beschreiben verbunden
ist. Diese geheime theoretische Belastung, dieser hineingetragene
Gesichtspunkt der Forschung muß die Erkenntnis beengen, wie
jeder vereinzelte Forschungsgesichtspunkt dies tut. Und so gilt
auch von den bisher wiedergegebenen psychologischen Forschungs-
wiesen im Gebiete des abnormen Seelengeschehens insgesamt,
daß sie enger sind als ihr Forschungsgebiet.

Zwei Umstände sind schon in der bisherigen Darstellung auf-
gefallen: den beschriebenen psychologischen Erkenntnisweisen
fehlte die Möglichkeit, den Bezug psychischer Abläufe zu dem
Ich zu erfassen, an welchem sie geschehen. Im Laufe unserer
Wiedergabe der verfeinerten Erkenntnisgesichtspunkte trat diese
Ichbeziehung immer mehr als Zentrum hervor. Aber weder wurde
durch jene Verfahren dies Ich als solches wissenschaftlich bestimmt, noch die Art der Beziehung der Phänomene und ihrer
Fundamente und Ursachen zu diesem Ich. Zweitens war aufge-
fallen, wie die Mechanität des seelischen Ablaufens und Zusammenhängens „eigentlich“ nicht durchgehalten werden konnte, wie sie
selber, um in der Erkenntnis verwirklicht zu werden, immer
wieder eine bestimmte Schematisierung notwendig machte. Schon
wenn wir die Bewegungen zur „Handlung“ zusammenfaßten, trat
ein Begriff ein, der sich nicht in eine Mechanität einfügen ließ:
der Begriff der sinnvollen psychischen Verhaltensweisen, Strukturen und Zusammenhänge. Er trat auch später immer wieder
auf und mußte eliminiert oder übersehen werden, gleichsam als
bestände er nicht. Er zeigte sich z. B. in der Beziehung der Funktionen zum Ich, in den ausdrucksmäßigen, symbolischen und
Bedeutungsrelationen, in den Weisen des seelischen und abnorm-
seelischen Zusammenhängens. Der Ichbegriff und der Sinn-
begriff lassen sich aus dem abnormen Psychischen so wenig wie
aus dem Psychischen überhaupt ausschalten, wenn dem Erkenntnisanspruch genügt werden soll.

Psychisches Leben ist, wie es auch immer beschaffen sein
mag, ein Wesensmerkmal von Individualität. Es spiegelt
diese Individualität in seinem eigenen Wesen. Alle Notwendigkeit — und damit die eigentliche Voraussetzung seines Erkenntnis-
wertes — erhält es erst von der Individualität her, als deren
Äußerung es gelebt wird. Ganz ungezwungen muß bei solcher
Sachlage die Frage auftauchen, ob nicht die eigentliche Aufgabe
der Psychologie gerade in der wesensmäßigen Erfassung der Individualität selber liege. Wir erkennen sie zwar „an“ ihren
seelischen Äußerungen und „durch“ dieselben; andererseits aber
gibt sie die Norm oder das Gesetz, wonach auch die psychischen
Vorgänge an ihr nur einen Weg zu ihr darstellen, ihre Notwendigkeit und ihr Sosein durch sie, kraft ihrer erlangen. Ist
es da nicht eine Aufgabe für die wissenschaftliche Erkenntnis des

Seelenlebens, sich gerade auf das Individuelle als Norm und Richtmaß jeder psychischen Äußerung einzustellen; die letztere nicht
als zufällige Jeweiligkeit mit anderen zufälligen Jeweiligkeiten
dieser Art zu vergleichen und Gemeinsames daran herauszulösen,
wodurch das individuelle Seelische sich nur verwischt? Ist nicht
die Aufgabe vielmehr, gerade auf dasjenige am Seelischen gerichtet
zu sein, was die dahinter stehende Individualität von allen anderen
Ichen unterscheidet, heraushebt und in dieser Herausgehobenheit
bedeutsam macht?

Die Frage ist nur, ob eine derartige Forschungseinstellung sich
innerhalb der wissenschaftlichen Erkenntnis verwirklichen läßt.
Eine Forschung, die gerade das Individuelle, Ichhafte an seelischen Phänomenen als Erkenntnisziel anstrebt, muß ja grundsätzlich und entscheidend entgegengesetzt eingestellt sein, als alle
unsere sonstigen wissenschaftlichen Arbeitsweisen. Wenn sie das
Wesen des Einmaligen, Unwiederholbaren, Einzigartigen mit
spezifischen Erkenntnismitteln zu erfassen versucht, so tritt sie
damit in einen absoluten Gegensatz zu allen Erkenntnisweisen
von Natur. Diese richten sich auf das allgemeine Gesetzmäßige,
auf die Unterordnung der jeweiligen Erscheinungen und Vorgänge
unter notwendige und allgemeine Gesetze. Jede Wissenschaft
vom Individuellen muß, um möglich zu werden, den grundsätzlich
entgegengesetzten Weg gehen — wenn es einen solchen Weg gibt.

a) Die vorstehende Psychopathologie und die **Struktur-
psychopathologie.** Das einfachste wäre, die Ergebnisse der
Einfühlung ohne weiteres als wissenschaftliche Erkenntnis zu
nehmen und die weitere Verarbeitung derselben darauf zu beschränken, daß man sie in sich ordnet und zusammenbaut, genau
so, wie sie in ihrem Bezug auf das jeweilige fremde Ich auftreten.
Man könnte versucht sein zu glauben, daß man auf diesem Wege
eine abbildende Beschreibung der Struktur dieses fremden Ich
in ihrer Eigenart erhalte. Eine bedeutende Forschungsrichtung
in der Psychologie und auch in der Psychopathologie ist so vorgegangen. Sie unterstellte die Einfühlungsvorgänge einer besonderen Erkenntnisweise von Seelischem, die sie als Verstehen bezeichnet (Dilthey, Jaspers, Spranger, K. Schneider). Sie
nimmt für diese Erkenntnisweise in Anspruch, eine letzte nicht
weiter zurückführbare Form des unmittelbaren Wissens zu sein,
von genau der gleichen grundsätzlichen Erkenntnisgeltung wie

jede Anschauung, z. B. auch diejenige der äußeren Natur. Dies
Verstehen ist eine evidente erkennende Hinwendung einer Seele
zur anderen; seine Ergebnisse bedürfen keiner weiteren Begründung. Sie sind in einer eigenartigen Weise unmittelbar gewiß.
Dem Verstehen sind nicht nur die Zustände des Fremdichs unmittelbar gegeben, sondern auch die Weisen des seelischen Zusammenhängens, Auseinanderhervorgehens, Bedeutens und Moti-
viertseins. Das innerseelische Zusammenhängen untersteht nicht
dem Kausalgesetz, sondern einer völlig davon verschiedenen Ver-
knüpfungsform: nämlich dem vom jeweiligen Ich hergenommenen
Sinn. Strukturen im Seelischen sind solche neuen Sinngebilde,
die dem Ganzen der Persönlichkeit gemäß sind, in der sie vorgehen.

Es handelt sich hier zweifellos um eine Individualpsychologie,
welche in ihrer Tendenz der verallgemeinernden Seelenlehre völlig
entgegengesetzt ist. Einwände, die zu machen sind, richten sich in
erster Linie gegen die unmittelbare Erkenntnisqualität des Verstehens (cf. KRONFELD: Wesen, ROFFENSTEIN l. c.). Aus den früheren Erörterungen dieser Arbeit ergibt sich bereits, daß dies eine
bloße Fiktion ist, und warum. Einwände richten sich ferner dagegen,
seelische Zusammenhänge von dem allgemeinen Gesetz der Kausalität
auszunehmen. Man wird nie um die Tatsache herumkommen, daß
das Motiv eines Gefühls, einer Reaktion oder einer Handlung auch
zugleich die Ursache derselben ist. Diese beiden Betrachtungsweisen
lassen sich nicht trennen; wir können nicht anders als kausal denken.
In dem „Sinn“, den eine Handlung mit Bezug auf ein Motiv oder
den ein Zeichen mit Bezug auf seine Bedeutung hat, in diesem Sinn
liegt freilich noch etwas, was zur Kausalität in besonderer Weise
hinzukommt. Es hängt dies mit der Ichbezogenheit des seelischen
Einzelgeschehens zusammen; und da steckt ein Problem. Aber man
löst dieses Problem nicht, indem man einfach dekretiert: den Sinn
„verstehen“ wir eben, und solches Verstehen bedarf keiner weiteren
wissenschaftskritischen Begründung. Es ist ferner sicher, daß wir,
wie man auch sonst über das Verstehen denken mag, Zusammenhänge von fremdem Seelischen nicht mit gleicher Unmittelbarkeit
und Evidenz erfassen wie Zustände fremder Iche. Zusammenhänge
erfordern, wie schon gezeigt wurde, reflektierende Schlüsse. Auch
dies zeigt die Fragwürdigkeit der Bedeutung des Verstehens als an-
geblich letzter Erkenntnisquelle. Endlich ist der Strukturbegriff in
der Fassung dieser Lehre schwer haltbar. Struktur ist das Formgesetz eines seelischen Gebildes, sein Gesamtcharakter, die Korrelation der zu seiner Gestaltung beitragenden Vollzüge. Nun können
solche Strukturen gewiß individuell bestimmt sein, aber das braucht
durchaus nicht ihr Wesen auszumachen. Die Struktur der Wahr-
nehmungsgebilde ist z. B. eine jenseits aller Individualitäten typische.
Es gibt also Strukturen, die keineswegs individuell bezeichnend sind.

Die praktische Auswirkung dieser verstehenden Psychologie tritt fruchtbar in der Pädagogik, in der Seelsorge und auch in der Psychopathologie in Erscheinung. Und es läßt sich nichts dawider sagen — denn theoretische Bedenken besagen nichts gegen das praktische Leben. Aber diese praktische Auswirkung psychologischen Verstehens ist eben keine Wissenschaft oder wissenschaftliche Erkenntnis. Sie besteht in nichts anderem, als einer ersten Ordnung und Typisierung geläufiger Einfühlungserfahrungen der Menschenkenntnis. Eindringlicher und einprägsamer als der Wissenschaftler leistet solches der Künstler, etwa derjenige der Novelle oder des Romans. Wo sie aus dem vorwissenschaftlichen Studium heraustritt, um Wissenschaft zu werden, da werden ihre Ergebnisse dünn und abstrakt. Gering ist ihr konkreter Gewinn im Verhältnis zu den umfangreichen programmatischen und methodologischen Ansprüchen. Als Psychiater kann man mit ihr in der praktischen Arbeit vieles von abnorm Seelischem tiefer und gemäßer erfassen als mit naturwissenschaftlicher Psychologie; man muß sich bloß darüber klar sein, daß es sich dann noch um ein vorwissenschaftliches Studium der psychologischen Einstellung auf Fremdseelisches handelt, welches sich der Einfühlung enge anschließt.

b) Phänomenologie. Man kann es sich zur Leitlinie der erkennenden Einstellung auf Psychisches machen, dies Psychische in möglichster Gemäßheit an die Weisen abzubilden, wie es vor dem individuellen Bewußtsein erscheint, d. h. das Immanent-Wesentliche an diesen Erscheinungsweisen vor dem individuellen Bewußtsein zu erfassen.

Wenn wir eine derartige Forschungseinstellung nach dem jetzigen Sprachgebrauch als Phänomenologie bezeichnen, so greifen wir nur eine der Bedeutungen dieses Wortes damit heraus.

Aus wissenschaftshistorischen und philosophischen Gründen haftet dieser Bezeichnung eine Vielzahl von Bedeutungen an; ihr Anspruch an wissenschaftliche Geltung und Tragweite, ihr modalischer Anspruch ist je nach der erkenntniskritischen Auffassung des einzelnen Forschers ein verschieden umgrenzter und begründeter. Diese Grundsätze sollen hier nicht diskutiert werden. Wir stellen einfach unsern Standpunkt fest: Phänomenologie bedeutet uns eine empirische psychologische Betrachtungsweise von besonderer Methodik. Wenn also jemand andere Auffassungen mit dieser Bezeichnung verbindet, so berührt das den hier gemeinten Begriff von Phänomenologie nicht. Ebensowenig ist hier wichtig, ob noch andere Begriffe von

Phänomenologie möglich sind, die auf ihren Erkenntnisanspruch zu
werten seien. Es sei lediglich zugestanden, daß tatsächlich die gegenwärtige phänomenologische Schule ihre Blickweise nicht für eine
empirische, sondern irrigerweise für eine apriorische geistige Intuition hält. Der hier vertretene Standpunkt deckt sich mit demjenigen
der „Grundwissenschaft" von LIPPS und von MESSER (cf. Mein
„Wesen" usw.).

Wenn also hiernach die Phänomenologie eine empirische psychologische Betrachtungsweise von eigener Art ist, so müssen wir fragen,
wodurch sie sich von anderen psychologischen Erkenntnisweisen ab-
hebt und unterscheidet. In der allgemeinen Struktur aller erkenntnismäßigen Erfassung von Seelischem, in welcher Methodik immer sie
bestehe, liegt der vorgezeichnete Weg von der Einfühlung über die
begriffliche Abstraktion zur klassifikatorischen Beschreibung und
zum erklärenden Gesetz. Was die einzelnen psychologischen Erkenntnisweisen voneinander unterscheidet, und was auch der Phänomenologie ihre besondere Rolle zuerteilt, das ist die Verschiedenheit
des leitenden Gesichtspunktes für die Abstraktion, die Verschiedenheit der heuristischen Prinzipien, die der beschreibenden Klassifikation zugrundeliegen, und die Verschiedenheit der hypothetischen
Grundlagen für erklärende Konstruktion.

Die Phänomenologie ist und will sein eine beschreibende
Erkenntnisweise von Psychischem; sie schreitet nicht bis zur
Erklärung fort, ja sie erreicht nicht einmal das Stadium systematischer Klassifikation. Als eine Weise der beschreibenden Psychologie muß sie sich von anderen Weisen unterscheiden durch die
Art, wie sie beschreibt, durch die Leitlinie, welche sie für ihre
Abstraktionen als maßgebend ansieht. Dahin zielt die Bestimmung, daß sie beschreibend das Immanent-Wesentliche dessen
erfaßt, was vor dem individuellen Bewußtsein erscheint. Sie erfaßt es in den möglichst adäquaten Weisen, wie es erscheint.
Das soll besagen: sie gebraucht für ihre Begriffsbildungen und
Beschreibungsweisen keine zugrundeliegende allgemeine Theorie,
sie lehnt sich in ihren Abstraktionen auf das engste an das individuelle Bewußtsein an und sucht die Gesichtspunkte ihres Be-
schreibens darin zu finden, was in bezug auf dieses individuelle
Bewußtsein für das Auftreten von Phänomenen und ihre Bildungs-
weisen das Immanent-Wesentliche ist. Mit dem Worte „imma-
nent-wesentlich" sind alle unterstellten theoretischen Hilfs-
konstruktionen abgewiesen; diese Beschreibung will „vortheo-
retisch" sein. Sie will möglichst vollständig und individuell gemäß
sein. Nun wissen wir freilich schon: alles Beschreiben ist immer
ein Verallgemeinern, ein Herausheben von Wesentlichem und

Fortlassen von Unwesentlichem. Aber was für die Phänomenologie als wesentlich oder unwesentlich zu gelten hat, dies soll
lediglich aus der Eigenart der individuellen Phänomene und der
Weise ihres Erscheinens vor dem individuellen Bewußtseins hergeleitet werden.

Um uns das Gemeinte zu verdeutlichen, stellen wir uns etwa vor,
jemand nehme auf einer Wiese ein Reh wahr. Man kann diesen Vorgang auf die mannigfaltigste Weise beschreiben. Man kann den
Wahrnehmungsvorgang beschreibend intendieren, die dabei mit-
tätigen Funktionen bezeichnen oder zergliedern, man kann den
Wahrnehmungsinhalt wiedergeben: beides ergibt Verallgemeinerungen objektivierender Art. Diese verallgemeinernden Einstellungen, die vom Ich fortführen, sind in der Phänomenologie nicht
gemeint. Letztere würde sich einstellen auf das „mit Bezug auf das
individuelle Bewußtsein Rehartige" (L. Binswanger) des Erlebens.

Die Phänomenologie intendiert in ausgesprochener Weise dasjenige Gebiet, welches wir als das Erleben und seine Eigenartung
je nach der Individualität des erlebenden Ichs bezeichnen.

Es ist unbezweifelbar, daß es sich um eine eigene, von
anderen beschreibenden Methoden unterschiedene Betrachtungsweise von Psychischem handelt; ebenso daß sie gerade für das
abnorme Erleben einen besonders gemäßen Erkenntnisanspruch besitzt[1]. Und so ist die Phänomenologie eine bedeutsame Vervollständigung unserer deskriptiven Methoden. Mit ihr
vermag man gerade das pathopsychologische Gegenstandsgebiet
am individuellsten und am meisten „von innen her" zu erfassen.
Somit wird sie auch für die psychiatrische Symptomanalyse besonders fruchtbar.

Freilich aber kommt man mit ihr nicht sehr weit in die eigentliche Verwissenschaftlichung der Einfühlungsergebnisse hinein. Ordnung und Klassifikation erfordern immer schon stärkere
Verallgemeinerungen und Entindividualisierungen des Materials,
als dies der Phänomenologie entspricht. Sie schaltet sich also
vor diejenigen psychologischen Erkenntnisweisen, welche zur
Ordnung und Klassifikation führen; sie wird immer der Er-
gänzung von der Seite der funktionalen Psychologie fähig sein.
Sie gibt zunächst nur das Zuständliche des Erlebens in seinem

---

[1] Cf. Kronfeld, Zentralbl. f. d. ges. Neurol. u. Psychol., Bd. 28,
1924. Dort auch Zusammenstellung der pathopsychisch-phänomeno-
logischen Literatur.

Individualitätscharakter; sie gibt es freilich befreit von Vorwegnahmen, Zufälligkeiten und Unbezeichnendem. Aber sie verarbeitet es nicht weiter. Die Möglichkeiten solcher Verarbeitung sind mannigfache. Jede dieser Möglichkeiten ist diejenige einer besonderen wissenschaftlichen Methode. Insofern hat man in der Phänomenologie gleichsam die grund- und vorwissenschaftliche Erkenntniseinteilung aller verschiedenen möglichen und späteren wissenschaftlichen Einzelverfahren erblickt (LIPPS). Das Verhängnis dieser Betrachtungsweise ist es, daß sie zugleich versuchen muß, ihre Deskriptionen zu verallgemeinern und zu objektivieren und dennoch das Individuelle in seiner Eigenartung zu treffen. Beiden Zielen zugleich genügt sie in der Ausführung niemals ganz. Denn diese Ziele schließen einander hinsichtlich ihrer völligen Erreichbarkeit aus.

c) **Das Problem des „individuellen Gesetzes"** (historizistische Psychologie). Eine Wissenschaft vom Individuellen muß zunächst fragen, was das Wesentliche an Individuellem sei. Offenbar ist es dasjenige, wodurch es sich von allem andern unterscheidet. Dieser Unterschied ist aber gerade dasjenige, was für eine jede Individualität ihre Eigenart ausmacht, ihr Eigengesetz — wobei unter Gesetz in diesem Sinne der Inbegriff dessen verstanden wird, was die notwendige Zugehörigkeit aller individuellen Eigenschaften zu der Persönlichkeit ihres Trägers bedingt. Diesen Begriff des „individuellen Gesetzes" hat man seit RICKERT, WINDELBAND, TROELTSCH, MAX WEBER immer genauer logisch und erkenntniskritisch zu bestimmen gesucht. In ihm liegt nicht die Bedeutung einer verallgemeinerungsfähigen Regel, sondern im individuell Notwendigen, in der „Persönlichkeitsnote", liegt die Beziehung des Individuellen in seiner besonderen Bedeutung auf eine Norm. Und zwar nicht auf eine statistisch numerische Norm, überhaupt nicht auf eine deskriptive Normalität, die ja selber wieder nur aus Allgemeinem, Unindividuellem zusammengesetzt wäre und in dieser Zusammensetzung zufällig bestände. Die Norm, mit Bezug auf welche eine Persönlichkeit gerade in ihrer Eigenart als bedeutsam gilt, als herausgehoben und von allen anderen unterschieden: diese Norm ist eine thetische, eine Wertnorm. Damit ist nicht gesagt, daß die Erkenntnis der Bedeutsamkeit einer Individualität mit Bezug auf diesen vorausgesetzten Wert nun auch ihrerseits eine Werterkenntnis sei; sie kann vielmehr eine reine Seinswissenschaft sein. Aber ihr Ziel ist es, diese Bedeutsamkeit mit Bezug auf einen vorausgesetzten Wert als das innere individuelle Wesensgesetz, als das „eigentliche" Notwendige und Bestimmende an einer Individualität zu erfassen.

So verfährt die Geschichte bei der Darstellung historischer Persönlichkeiten. Sie erfaßt diese Persönlichkeiten abbildend in demjenigen, wodurch sie sich jeweils von allen anderen unterscheiden, einzigartig und unwiederholbar sind. Sie erfaßt sie freilich nicht in der ganzen Fülle ihrer seelischen Vorgänge; diese im einzelnen sind ihr sogar gleichgültig, insoweit sie nicht jene Bedeutsamkeit der erfaßten Persönlichkeit mit einer gewissen Prägnanz widerspiegeln. Es braucht unter Umständen nur ein winziger Bestandteil der Persönlichkeit zu sein, der ihre historische Bedeutsamkeit ausmacht, dasjenige, was unter historischen Gesichtspunkten das individuell Wesentliche an ihr ist. Mit Bezug auf diese Bedeutsamkeit wird die historische Persönlichkeit als ein Idealtypus konstruiert; dies einzige Merkmal nämlich wird übersteigert, und von allem andern wird abgesehen. So ist Cato der selbstlose, unerbittliche Rigorist, Cicero der gewandte feige Opportunist. Was ein jeder von beiden sonst noch ist, und wenn es mit dem empirischen Leben und Erleben auch noch so eng verknüpft wäre, das kümmert die Erfassung der individuellen Bedeutsamkeit nicht.

Diese Bildung von Idealtypen hält sich selber für eine Begriffsbildung, und zwar für eine Bildung von Individualbegriffen. Sie glaubt nicht an den empirischen Charakter ihres Verfahrens, sondern wenngleich sie empirisches Material benutzt, so schweben ihre Ergebnisse doch in einer idealen Sphäre, der die Empirie nicht entspricht. Man hat diese Bildung von Individualbegriffen als die grundlegende Methodik der Historie und der Soziologie, aber auch anderer Wissenschaften in Anspruch genommen. Man trennt abstraktive Individualbegriffe wie die historischen, und konstruktive wie die soziologischen — z. B. den Begriff des homo oeconomicus, dem in der Realität überhaupt nichts mehr entspreche. Und man hat behauptet, die typologischen Begriffe in der Psychiatrie seien nach dem Schema der individuellen Idealbegriffe gebaut. Gegen die logische und theoretische Substruktion dieser Begriffsbildung BERGMANN, Logos, Bd. 5 u. a.

Die Skala der Werte, unter welcher diese Erfassung des Persönlichen vollzogen wird, ist subjektiv und liegt ihrerseits in der Persönlichkeit des Historikers. Er projiziert seine Normen in die Wirklichkeit hinein; sie erhält dadurch in bezug auf diese Normen einen bestimmten Sinn; und jede historische Persönlichkeit erfüllt in besonderer und eigenartiger Weise diesen Sinn mit Bezug auf die Normen, welche der Geschichtschreiber durch sie realisiert sieht. Die Zusammenhänge von Ursache und Wirkung sind nicht mehr diejenigen einer Mechanität, sondern diejenigen sinnvoller·teleologischer Zuspitzung.

So wird Individualität nur insoweit überhaupt erfaßt, als sie ihre Idee, ihren Idealtypus verwirklicht, als sie Träger oder Symbol eines besonderen Geistes oder Sinnes ist, Abbild eines besonderen individuellen Gesetzes. Darüber hinaus kommt sie nicht in Frage.

Die Anwendung einer derartigen Forschungsrichtung auf das psychiatrische Gebiet würde sich ungezwungen machen. Die psychopathischen Persönlichkeiten, die Charakter- und Intelligenzanomalien ließen sich nach diesem Verfahren als individuell bedeutsame Persönlichkeitsnoten idealtypisch formulieren. Es ist jedoch eine schwerwiegende Frage, ob diese Art der Einstellung überhaupt noch strenge Wissenschaft ist. Läßt sich doch keine objektive Sicherung ihrer Anwendung in derjenigen Weise geben, die sonst den Wissenschaftscharakter verbürgt. Immer hat die Persönlichkeit des Betrachters die wesentlichste Rolle in der Gestaltung der idealen Individualbegriffe zu spielen, und damit ein imponderables Moment, welches der strengen Wissenschaft fremd ist.

Selbst wenn, was nicht der Fall ist, die logischen und erkenntniskritischen Fragwürdigkeiten der idealtypischen Begriffsbildung und der Konstruktionen von „individueller Kausalität" exakter fundiert würden, so kann dennoch das Bezeichnende eines individuellen Seelenlebens so nur mit Bezug auf Wertskalen erfaßt werden, welche der ästhetischen Sphäre, derjenigen der künstlerischen Gestaltung, der ethischen oder der weltanschaulichen Sphäre angehören oder welche gewisse Beziehungen des einzelnen Seelenlebens zu den sozialen Werten oder den Kulturwerten in besonderer Weise beleuchten. Losgelöst davon, also etwa in der empirischen Psychiatrie, bleibt dies Verfahren unanwendbar.

d) Sinndeutende Psychopathologie. Mehrere eng verwandte Forschungseinstellungen, von denen hier lediglich das Gemeinsame und Bezeichnende hervorgehoben wird, fragen ebenfalls nach dem Wesentlichen an Individualität. Sie erblicken jedoch dies Wesensmerkmal in dem Ganzheitscharakter der Individualität. Der Organismus, die Persönlichkeit, die Seele, das Individuum — wie diese sonst auch immer bestimmt werden mögen — sind Ganzheiten. Ein Ganzes aber besteht aus Teilen, die nicht einfach summierbar sind, sondern die durch ihr Zusammenkommen die Form dieses Ganzen ausmachen. Mit Bezug auf das Ganze hat jeder Teil seine — vom Ganzen aus gesehen —

notwendige, einmalige und sinnvolle Stelle. Das Ganze ist eine
sinnvolle Anordnung, ein harmonisches System (DRIESCH) eigener
Art. Unter Sinn ist hierbei das besondere Gesetz verstanden,
welches mit Bezug auf die Anordnung der Teile zur Gestalt des
Ganzen gilt. Diesen Sinn kann man nicht als Mechanismus erfassen; hier besteht eine innere Zweckmäßigkeit, eine Ordnung,
gemäß der die Teile zum Ganzen zusammentreten. Unter Struktur verstehen wir das Sinngesetz, vermittels dessen jeglicher
Teil eben als Teil, d. h. in seiner Ganzheitsbeziehung, so sein muß,
wie er ist.

Es gibt mehrere Möglichkeiten, solche Sinngesetzgebung in
ihrer besonderen Eigenart zu erfassen. Die erste derselben besteht darin, sich diese Sinngesetzlichkeit gleichsam zu veran-
schaulichen. Das Ganze ist nicht der denkenden Zergliederung
gegeben, sondern wird intuitiv erfaßt. Ähnlich wie wir die Gestalt eines Lebewesens als ein Ganzes anschaulich in uns aufnehmen und alles an diesem Lebewesen auf den angeschauten
Ganzheitseindruck unmittelbar zurückbeziehen und von diesem
aus als sinnvoll erfassen, ähnlich sollen wir uns auch auf das Ganze
der Seele, des Geistes, der Persönlichkeit mit intuitiver Evidenz
richten können. Es ist die alte platonisch-morphologische
Weltansicht, die hier eine konkrete Anwendung findet. Aber wenn
auch alles Seelische individuell gestaltet ist und die Ganzheit
seiner Gestaltung gerade das Wesen des Individuellseins ausmacht, so steht der Rechtsgrund der Intuitionen dennoch in Frage,
die sich auf die Gestalt richten. Gewiß werden sie vollzogen, und
ebenso gewiß mit einer inneren Sicherheit, die unabhängig ist
von aller wissenschaftlichen Zergliederung. Aber dieser Vollzug
anschaulicher Vergegenwärtigungen entfernt sich von der Einfühlung lediglich in der Richtung des nicht mehr Wissenschaftlichen, der künstlerischen Nachschöpfung. Intuition ist eine per-
sönliche Gabe, aber keine verallgemeinerungsfähige wissenschaftliche Gewähr.

Die zweite Möglichkeit, diese Sinngesetzgebung zu erfassen,
ist diejenige, die nicht vom anschaulichen Erleben, sondern von
der denkerischen Besinnung Erfolg erwartet. Man hat neuerdings versucht, die intuitive Evidenz der Gestalt begrifflich
und philosophisch zu unterbauen. Man hat Begriffe des
Systems (DRIESCH), der Ganzheitsordnung (O. SPANN), der

Lebensform (SPRANGER), der individuellen Finalität (die biologischen Theoretiker) in das Wesen der erkennenden Vollzüge hineinlegen wollen. Man hat eine eigene Gestalttheorie (KÖHLER, WERTHEIMER, KOFFKA) geschaffen, um an die Stelle der Intuition eine denkerische Sicherheit zu setzen.

Hier können alle diese theoretischen Versuche weder dargestellt noch kritisch geprüft werden. Daß ein Sinnbezug der Teile zum Ganzen der Individualität besteht, dies dürfen wir voraussetzen, und von dieser inneren Gewißheit darf auch in der Psychopathologie Gebrauch gemacht werden. Wir wollen uns aber dabei nicht von philosophischen Formeln und Scheinsicherungen gefangennehmen lassen. Die Kluft zwischen der wissenschaftlichen Ausrichtung auf das Allgemeine und Notwendige und auf die Erklärung, und zwischen der Einzigartigkeit und Irrationalität alles Individuellen — diese Kluft wird auf diesem Wege nicht überbrückt.

So bleibt als letzter Weg der wissenschaftlichen Einstellung auf individuelles Seelenleben ein teleologischer Ausbau, der die Mechanismen und das Allgemeine, was an irgendwelchem Seelischen beobachtet wird, zwar durchaus gelten läßt, der aber die Zusammenfassung all dieser dynamischen Einzelheiten unter einer teleologischen, sinndeutenden Leitlinie versucht, von deren fiktiver Artung, von deren „als ob" er überzeugt bleibt. Man betrachtet alle Vollzüge eines Seelenlebens, die man beobachtet, heuristisch so, als ob ein Sinn, ein inneres Ziel, eine Leitlinie, ein Wesensmerkmal des Individualitätscharakters dahinterstecke. Man stellt sich durchaus einseitig auf alle Phänomene und Mechanismen in einem Seelengeschehen ein, als ob sie alle den gleichen Zweck, die gleiche Richtung, den gleichen Sinn verfolgten, verwirklichten, darstellten, symbolisierten. Die Hineindeutung eines Sinnes ist fiktiv und künstlich. Sie kann von der Biologie hergenommen sein — als die innere Tendenz der Selbsterhaltung, der Anpassung, der Entfaltung; sie kann auch vom Nichtbiologischen hergenommen sein, und das ganze psychische Einzelleben erhält den fiktiven Sinn, das Symbol irgendeiner geistigen Tendenz zu sein: der Geltung, der Macht, der Selbstverwirklichung, der Selbstüberwindung, des Heldenhaften, des Schöpferischen usw. Die stärksten Sicherungen empfinge eine solche sinndeutende Psychologie natürlich von der Biologie. Und ihr kritischer Grundcharakter sichert dieser Art, Individuelles zu begreifen, noch die relativ geringste Verbiegung der Wirklichkeit. Daß diese Konstruktionen freilich Gefahr laufen, einseitige und unter Umständen verzerrte Abbildungen des Wirklichen zu eben, muß zugestanden werden.

Für die Psychiatrie bedeutsam ist dasjenige System der Individualpsychologie auf der eben entwickelten Grundlage, welches ALFRED ADLER geschaffen hat. Dieser erweist sich hierbei als Fortbildner der Psychoanalyse. Er übernimmt aus ihr die Grundsätze von der charakterologischen Genese der Symptome, von der durchgängigen Determination der seelischen Inhalte, von der lebendigen Dynamik des Seelischen, die sich auf den Triebgrundlagen erhebt. Von FREUD unterscheidet er sich hingegen durch seine Fragestellung: die ständige Frage nach dem Sinn, nach dem Wozu eines Verhaltens, einer Charakterentwicklung, eines Symptoms oder Bewußtseinsinhaltes — also nach dem immanenten Telos, welches von der Persönlichkeit her gegeben ist. Ihm wird die Neurose sinnvoll, ein Arrangement des Lebensplanes der einzelnen Persönlichkeit. Dabei ist für ihn das Ich in seinem Selbsterleben der Mittelpunkt aller Persönlichkeitsbildung. Und so wird es die Beziehung zwischen Ich und Umwelt, aus der das Verhältnis des Ich zu sich selbst sein dynamisches Entwicklungsgesetz empfängt. Diese Beziehung, im Groben gleichgesetzt derjenigen zwischen Ohnmacht und Macht, läßt die Lebenslinie einer Individualität als identisch erscheinen mit ihrem Selbstwertprogramm. ADLER zeigt vor allem an den sinnvollen Entwicklungsgesetzen der Neurose, wie aus diesem Verhältnis Minderwertigkeitsgefühle geboren und in ihren Verknüpfungen mit etwaigen biologischen Minderwertigkeiten einzelner Organe vom Ich ausgelebt werden, die dann nach den Spielregeln des Geltungswillens und der Selbstbehauptung die mannigfachsten Sicherungen, Selbstschutzrichtungen und Kompensationen in der Entwicklung von Charakterzügen, geistigen Überbauten und neurotischen Symptomen empfangen. Auch die Sexualität ist ihm nur ein Lebensgebiet, allerdings ein sehr bedeutsames, innerhalb der allgemeinen Haltung des Ich zur Umwelt und zu sich selber.

e) **Das Verhältnis individualisierender und generalisierender Forschungswege.** In der Psychologie des abnormen Seelengeschehens wird man mit Freiheit und ohne Rücksicht auf die Exaktheit der bisher vorliegenden denkerischen Fundierungen von allen intuitiven und reflektierenden Forschungseinstellungen Gebrauch machen, die dem Wesen der Individualität näher führen. Man wird von ihnen Gebrauch machen als von den Korrektiven der naturwissenschaftlichen, induktiven, exakten verallgemeinernden Forschung. Die individualisierenden Einstellungen lehren uns, nicht zu vergessen, daß es sich im seelischen Geschehen niemals nur um Mechanität und analysierbare Atomistik handelt, sondern immer um einen organischen Aufbau zur Form eines

Ganzen, Einmaligen, Einzigartigen. Es ist letztlich immer das Seelenleben als Ganzes, der individuelle Geist, den wir vor Augen haben, wenn wir Einzelnes wissenschaftlich zergliedern und erklären; so bleibt das Forschen lebensvoll und lebensnahe. Andererseits muß man sich darüber klar sein, daß es sich eben nur um ein Korrektiv für die innerliche Forschungshaltung gegenüber dem abnorm Seelischen dabei handelt, nicht aber um leitende Maximen positiver, konkreter wissenschaftlicher Arbeit. Letztere ist gebunden an ihr Ziel — Gesetze zu geben, gültige Notwendigkeiten, Erklärung, Mechanik. Sie ist in diesen Möglichkeiten beschränkt; sie erreicht nie das Ganze, immer nur das Allgemeine — und vom Allgemeinen aus wiederum das Einzelne, welches sich aus dem Ganzen herauslösen läßt. Aber auf diesen Wegen ist sie gesichert, mit allen Kautelen streng umgeben. Wenn sich beide Einstellungen die Wage halten, werden die konstruktiven Theoriebildungen psychopathologischer Mechanistik und Kausalisierung immer wieder durch das ehrfurchtsvolle Erleben gebändigt, daß sie nicht das letzte und einzige Wort der Wirklichkeitsabbildung sind. Wissenschaft aber vom Individuellen ist nur als Idee vollendbar zu denken, nicht als empirisches System.

Dadurch kommt in die Psychopathologie eine Spaltung, die andern naturwissenschaftlichen Disziplinen fremd ist. Zugleich aber kommt durch sie ein gewisser künstlerisch intuitiver nachschöpferischer Charakter in die psychiatrische Einstellung hinein, sobald sie sich von bloßer Schablone entfernt. Hier liegt ein großer Reiz und eine große Versuchung; weder ein Hinwegsehen über diesen persönlichen Faktor, noch ein unkritisches Nachgeben vor dem künstlerischen Moment, welches sich in sachliche Wissenschaft hineinprojizieren möchte, ist zu verantworten. Die Unsicherheit, welche diese Spaltung für die praktische Arbeit notwendig mit sich bringt, wird reichlich aufgewogen durch den Vorzug, beim Erfassen des Wesentlichen an abnormen Persönlichkeiten in der Nähe der letzten großen Fragen und Geheimnisse zu weilen.

4. Die typisierenden Forschungsgesichtspunkte nehmen eine Mittelstellung ein, insofern sie aus individuellen Unterschieden verallgemeinerungsfähige Ergebnisse anstreben.

a) Differentielle Psychopathologie. Anstatt mit großem Wurfe das Ganze oder das Wesen der Individualität denkerisch oder intuitiv zu erfassen, kann die Forschung — vorsichtiger, anspruchsloser und zugleich besonnener — sich auf die einzelnen Unterschiede der Menschen einstellen. Sie kann vermittels einer Variationsstatistik auf Grund der mannigfachsten Unterlagen, insbesondere experimenteller und testmäßiger Prüfungen, zu einer Psychologie der individuellen Differenzen gelangen; sie kann deren Breite, Streuung und Korrelation berechnen (W. STERN, O. LIPMANN, YERKES usw.). So kann exaktes und gehäuftes Material gesammelt werden, um alle diejenigen Ablaufsweisen, Funktionen und Leistungen psychologisch zu bestimmen, in denen sich Gruppen von Menschen gleichartig oder verschieden verhalten. Innerhalb der differentiellen Psychologie konstatiert die Psychotechnik solche Unterschiede im Hinblick auf die speziellen Zwecke praktischer Leistungen; die Psychognostik (ROSSOLIMO, F. GIESE), gleichsam der theoretische Teil der Psychotechnik, versucht unter Zugrundelegung bestimmter Verhaltensweisen gegenüber ihren Testprüfungen Gruppenbildungen aufzustellen, psychologische Profile zu errechnen. Diese Gruppenbildungen ordnen die verschiedenen Menschen, unbeschadet ihrer sonstigen Eigenarten, nach bestimmten Fähigkeiten, Begabungen, Leistungsmöglichkeiten usw. gleicher Art im Hinblick auf ein beliebiges Kriterium, etwa eine Testprüfung oder eine Reihe von solchen. Aus diesen Keimen ließe sich auch eine Psychopathologie der individuellen Differenzen erbauen, die von praktischer und sozialer Lebensbedeutung wäre.

Auch bei diesen Verfahrensweisen wird abstrahiert; und zwar muß hierbei von vielen Eigenschaften und Fähigkeiten des einzelnen Menschen abgesehen werden, die vielleicht für ihn individuell bezeichnender sind als gerade derjenige, doch immerhin äußerliche Gesichtspunkt der Ordnung, der durch diese Gruppenbildung herausgehoben wird. Mit Bezug auf dasjenige, was für die einzelne abnorme Individualität charakteristisch ist, kann diese Art von Gruppierung und Typisierung unwesentlich, ja schief sein.

b) Beschreibende Typologien. Es läßt sich aber denken, daß man das der differentiellen Psychologie zugrunde liegende heuristische Prinzip verfeinern könnte. Man könnte abstraktiv herausheben, was an den Merkmalen des seelischen Reagierens eines Menschen vorherrschend ist, immer wiederkehrt, andere Anlagen oder Fähigkeiten ·unterdrückt oder hemmt. Man könnte gerade im abnormen Seelenleben aus der Affektivität, dem Willensleben, dem geistigen Niveau diejenigen Eigenarten eines Menschen herausheben, welche einem großen Gebiet seelischen Geschehens ihr besonderes Gepräge geben. Man übersteigert hierbei die Bedeutung eines Merkmals zu ungunsten der übrigen seelischen Qualitäten. Aber auf diese Weise kommt man zu einem „Charakteristikum" des betreffenden Menschen. Kehren bestimmte Charakteristika bei verschiedenen Menschen wieder, so ergeben sich durch deren Gruppierung seelische Typen: Typen des Reagierens, der Motorik, der Willensdispositionen, der Affektdauer oder -intensität oder -nachwirkung, der geistigen Anlagen usw. Diese Typen sind zunächst abgekürzte Formeln für Deskriptives, ohne Gesetzesanspruch; sie stellen fest. Und auch ihre Feststellungen sind insofern einseitige, als sie niemals den ganzen Menschen treffen.

So geht etwa die gewöhnliche praktische Menschenkenntnis vor, wenn sie den Dummen und den Klugen, den Verstandesmenschen und den Gefühlsmenschen, den Energischen und den Willensschwachen zum Typus erhebt, oder wenn sie „den" Lebenskünstler, „den" Beamten, „den" Bauern als psychischen Typus aufstellt. So verfährt aber auch die psychiatrische Klinik, wenn sie die psychopathischen Typen „des" Haltlosen, „des" Triebmenschen, „des" Imbezillen oder Nervösen oder Sensitiven usw. aufstellt. Sogar gewissen nosologischen Formbegriffen kann man die Beziehung auf derartige typologische Beschreibungen unter einem einseitigen Gruppierungsgesichtspunkt nicht absprechen: etwa dem Delir, der Amenz, der Manie usw.

Eine derartige beschreibende Typenlehre läßt sich ferner systematisch konstruieren. Man geht von den einfachsten seelischen Dispositionen und Beziehungen aus und versucht, deren verschiedene Kombinationen und Überschichtungen aufzustellen und zu variieren. Auf diese Weise erhält man die verschiedenen möglichen Typendarstellungen des gerade gewählten Systems. Eine solche darstellende Typenlehre vermittels einer übersteigerten, formelhaften Heraushebung eines Merkmals oder einer Merkmalsgruppe ist oft versucht worden. Aber man gelangt so nicht zur vollen Erfassung der konkreten Wirklichkeit, man nähert sich ihr auf diesem Wege nur an, und zwar unter einseitiger Verzerrung. Nicht das, wodurch sich eine Individualität von anderen unterscheidet und so gerade als Individualität bewährt, wird getroffen; die Typik verwischt gerade dies Individuelle. Die darstellende Typisierung dieser Art setzt einen Teil für das Ganze. Dabei bleibt die Erklärungsbedürftigkeit des vorherrschenden Einzelzuges ungelöst, vieldeutig, und es fehlt sogar der Rechtsgrund dafür, daß das herausgehobene Merkmal gerade ein für die Persönlichkeit grundlegendes sei. Eine darstellende Typenlehre auf dieser Grundlage erreicht nur dann Lebensnähe, wenn das als typisch herausgehobene Merkmal unter irgendeinem Gesichtspunkt wirklich das Formgesetz der Individualität abgibt. Dafür aber, daß dies der Fall sei, übernimmt die bloße Beschreibung und Gruppenbildung keinerlei Gewähr. Es kann so sein; und dann werden die von ihr ermittelten Typen einen Gewinn für die Wissenschaft darstellen (KLAGES). In der Psychiatrie wäre ein solches Beispiel etwa „der" Epileptiker, also ein Mensch, der die bekannten motorischen und psychischen Merkmale aufweist. Die Merkmale dieses Typus jedoch ordnen sich nicht gemäß einem inneren Gesetz zueinander. Es steht heute fest, daß eine ganze Anzahl verschiedenartiger gesetzmäßiger Umstände diese Persönlichkeiten in jeweils verschiedener Weise konstituiert, so daß ihre deskriptive Gleichartigkeit ein leerer Zufall unseres Abstrahierens bleibt[1].

So fruchtbar also die deskriptive Typenbildung in praktischer Hinsicht auch zu sein vermag, so liegt jedenfalls der Rechtsgrund der gruppierenden Typisierung nicht in der beschreibenden und darstellenden Methode.

c) Soziologische, kollektive und evolutionäre Gruppenbildung. Diesen Forschungswegen ist gemeinsam, daß sie die psychische Individualität weder durch diejenigen Eigenschaften bestimmen, die ihr eigentümlich sind, noch durch diejenigen Eigenschaften, welche sie mit der Gesamtheit des Menschengeschlechtes gemeinsam hat. Vielmehr erfassen sie den einzelnen Menschen lediglich in seiner Einordnung und Gliedfunktion innerhalb einer Vielheit oder Gruppe von Menschen, in die er unter verschiedenen Beobachtungsgesichtspunkten hineingehört. Diese Vielheit oder Gruppe wird dabei immer als ein Ganzes (O. SPANN)

---

[1] Cf. GRUHLE, Zeitschr. f. d. ges. Neurol. u. Psychiatr., Referatenteil, 1910. FOERSTER, Verhandl. d. Ges. d. Nervenärzte, Düsseldorf 1925. Leipzig 1926.

unter der Form einer Einheit, als Organisation gedacht. Deren Gesetz freilich ist kein im engeren Sinne psychologisches mehr.

So bestimmt die Soziologie den Einzelnen hinsichtlich seiner Zugehörigkeit zu einem Milieu, einer Kulturschicht, seiner besonderen örtlichen und zeitlichen Gebundenheit an andere Menschen, Berufe, ökonomische Situationen. Es werden hierbei gesetzmäßige Einwirkungen festgelegt, die von jenen übergeordneten Beziehungspunkten ausgehen und den Einzelnen relativ dazu psychologisch beeinflussen: hinsichtlich seiner Verhaltungsweisen, seiner Motivwahl, seiner Ideologie usw.[1]. Die Kollektivpsychologie sieht den Einzelnen überhaupt nur als Teil einer Gruppe, die mehr oder weniger durchorganisiert ist. Und zwar ist ihre Organisiertheit nicht lediglich eine regionäre und ökonomische, sondern in erster Linie auch eine psychologische. Von der niederen Organisationsstufe, der „Masse", an gibt es eine Reihe höher differenzierter Organisationsstufen der Gemeinschaft; und je nach der Stellung des Einzelnen innerhalb einer solchen Organisationsstufe wird er von dieser aus determiniert. Die Differenzierung der Individualität ist hiernach nur eine späte und zufällige Erscheinung in der Differenzierung der kollektiven Organisationsstufe, deren Glied der Einzelne jeweils ist.

Die Kollektivpsychologie ist für das abnorme Seelenleben nur zur Erklärung von Panik, von Eigenarten historisch bekannter affektiver Massenerscheinungen u. ä. fruchtbar geworden. Sie läßt sich im Gebiet des abnorm Seelischen dazu auswerten, die psychologischen Verhältnisse der Suggestibilität, der Hypnose und der psychischen Induktion aufzuhellen. Auch dürfte sie den Wandel der Symptomgestalt und der Symptominhalte bei Neurosen, psychogenen Psychosen und Schizophrenien im Laufe der Geschichte und der ethnologischen Differenzierung einer Durcharbeitung zuführen können. ERISMANN, Jahrbuch der Charakterologie 1927, dort Verwertung der Vorarbeiten von FOUILLÉE, LE BON, McDOUGALL, PLAUT u. a.

Die kollektivistische Psychologie ist bereits gebunden an den Entwicklungsgedanken, insofern, als dieser auf den Menschen als Art und besonders auf die Gesellschaftsbildungen dieser Art angewandt wird. Die Entwicklungspsychologie stellt die

---

[1] Cf. KRONFELD, Das seelisch Abnorme und die Gemeinschaft. Stuttgart 1924. BIRNBAUM, Kulturpsychopathologie. Berlin 1925. Ferner die gesamte kriminologische Literatur, die Arbeiten über jugendliche Verwahrlosung (GRUHLE, GREGOR, VOIGTLÄNDER usw.).

hierin liegende Forschungsmaxime in den Vordergrund. Sie versucht die Geistesbeschaffenheit und die Seelenvorgänge des Einzelnen als jeweiliges biologisches Entwicklungsstadium zu begreifen. Sie vergleicht daher individuelle Verhaltensweisen und Seelenvorgänge — auch die abnormen — mit kollektiven phylogenetischen Entwicklungsstadien — etwa primitiver Völker. So sucht sie das individuelle Seelenleben als einen ontogenetischen Schichtenaufbau zu verstehen, in welchem die Stammesgeschichte der Artseele sich wiederholt und spiegelt.

Die psychopathologische Auswertung der Entwicklungspsychologie folgt der Maxime, jedes Symptom als Enthemmung eines präformierten seelischen Archaismus zu begreifen, einer „tieferen Schicht" des seelischen Schichtenaufbaus.

Nachdem die französische Hysterieforschung (JANET, SOLLIER, RICHER usw.) diesen Gedanken erfolgreich auf ihrem Gebiete angebahnt hatte, brach auch in Deutschland, unter dem Einfluß der Psychoanalyse, die entwicklungspsychologische Betrachtung hysterischer, neurotischer und schizophrener Symptombildungen durch (SCHILDER, KRETSCHMER, STORCH usw.). Zugleich ließ die Erforschung der stammesgeschichtlich älteren Hirnteile einen Aufbau der Motorik nach ähnlichen Ordnungsgesichtspunkten erkennen. Zur Zeit sind entwicklungspsychologische Konjekturen in der psychopathologischen Forschung abundant und recht ertragreich, ohne aber wirkliche Typologie schon zu ermöglichen.

d) Psychopathologische Charakterlehre. Die charakterologische Forschung geht über die bloße beschreibende Typologie hinaus. Sie rechtfertigt die Aufstellung von Typen nicht mehr durch das gemeinsame Merkmal, welches für die Beschreibung vorherrschend zu sein scheint, sondern durch das dahinterstehende Gesetz der Bildung, der Genese. Sie sucht die Menschen zu gruppieren nach dem vorherrschenden Gesetz ihrer Reaktivität. Die Gesetze der Reaktivität eines Menschen, insofern sie sein Wesen bestimmen, werden als Charakter zusammengefaßt. Die charakterologische Typenlehre unterbaut die Fassade der Gegebenheiten durch eine entwicklungspsychologische und dispositionelle Grundlegung im Sinne erklärender Gesetzmäßigkeit. Diese genetische, dynamische Charakterlehre führt wirklich zu Typenbildungen gesicherter Art (UTITZ, PRINZHORN). Man denke im psychopathologischen Gebiet beispielsweise an „den" Hysteriker. Hier liegt das Gesetz einer bestimmten Reaktivität zugrunde, welche in Teilmechanismen innerlich verwandter Art zu einer Fülle von verschiedenen seelisch abnormen Gegebenheiten hinführt; und aus diesen erhält man das gemeinsame zugrunde liegende Gesetz. Dies Gesetz der Reaktivität wird als dominierendes Merkmal des Charakters betrachtet. Fraglich ist bei diesem Verfahren bloß die Breite und Systematik seiner Anwendbarkeit. Man kann solche Gesetze der Reaktivität nicht konstruieren, denn dann läuft man Gefahr, sich von der Wirklichkeit zu entfernen. Diese Wirklichkeit verhindert es auch, daß ein System solcher Charaktergesetze von menschlichen Gruppenbildungen sich aufstellen läßt. Bei wirklichkeitsnaher Heuristik muß auch jedes einzelne Gesetz der Reaktivität weiterverfolgt werden. Wir kommen dabei bis in die Konstitutionsbiologie hinein, bis in die Erblehre, die Anthropologie des Körperbaus und die Physiologie der inneren Sekretion. Und hierin liegt eine besondere Sicherung der charakterologischen Versuche; denn wir gleichen sie dadurch der konkreten demonstrierbaren Erfahrung an. Die konstitutionsbiologischen Typisierungen haben ja eindeutige, in physischen Gesetzen und Notwendigkeiten bezeichenbarer Art fundierte Kriterien; was hier sicher erkannt ist, gilt auch in typologischer Hinsicht als heuristische Leitlinie psychopathologischer Gruppierungsversuche.

e) **Die Konvergenz der psychopathologischen Charakterlehre und der klinischen Konstitutionsforschung.** Mit der eben gemachten Feststellung aber kehrt unsere Untersuchung zu denjenigen Gesichtspunkten zurück, welche zuvor im eigentlichen klinischen Forschen gerade mit Bezug auf das abnorme Seelengeschehen als maßgeblich erkannt worden waren. Wir finden eine Konvergenz der konstitutionsbiologischen und der charakterologischen Forschungseinstellung, welche sich zur Einheit erkenntnismäßiger Erfassung von Persönlichkeiten verbinden. Dieser Gesichtspunkt ist von großer Bedeutung für die psychiatrische Forschung. Durch ihn erhält die Psychologie und die klinische Forschung eine organische Wechselwirkung. Die klinisch-konstitutionspathologische Fundierung macht weder die beschreibende noch die erklärende Psychologie überflüssig; sie bedarf ihrer vielmehr, um überhaupt Ansatzpunkte zu finden. Andererseits ist die konstitutionsbiologische Einstellung nicht bloß eine zufällige, von anderen Disziplinen übernommene

oder aus der historischen Rolle klinischer Gesichtspunkte im Seelisch-Abnormen erwachsene; sondern sie ist auch tatsächlich der
empirische Unterbau der charakterologischen Psychologie.

Rein psychologisch gesehen, ist freilich die seelische Entsprechung der konstitutionspathologischen Typen durchaus nichts
Einfaches. Welche psychischen Dispositionen triebhafter und
geistiger Art an die einzelnen konstitutionsbiologischen Eigenarten eines menschlichen Organismus gebunden sind, muß einfach hingenommen werden, ist psychologisch nicht „verständlich",
sondern ist, von der Psychologie her betrachtet, zusammengesetzt
und heterogen. Hier herrscht nicht mehr psychologische, sondern
biologische Gesetzmäßigkeit. Die psychischen Eigenarten kon-
stitutionsbiologischer Typen decken sich durchaus nicht mit den
durch bloße Abstraktion und psychologische Erklärung aufstell-
baren einfachsten psychischen Reaktivitätsgesetzen.

Einem biologischen Konstitutionstypus besonderer Art, etwa dem
hyperthyreotischen, entspricht z. B. nicht etwas psychologisch Einheitliches in der Reaktivität, sondern etwas Vielfältiges: gesteigerte
Erregbarkeit, schnell ablenkbare Aufmerksamkeit, heftige flüchtige
Affekte verschiedener, qualitativ individueller Färbung, Geistigkeit
von individuell verschiedener Struktur und verschiedenem Niveau.

Der konstitutionsbiologische Befund stigmatisiert also ein
Seelenleben nach bestimmbaren, aber in sich psychologisch
ungleichartigen Richtungen als abnorm; dies Seelenleben
seinerseits aber ist in einer großen Fülle von Eigenarten und Reaktionen unabhängig von diesen konstitutionsbiologischen Stigmen.
Diese Tatsache zieht Grenzen für unsere Erkenntnis der Grundlagen von menschlichen Charakteren, Grenzen aber auch für die
biologische Determination der Charaktere selber. Innerhalb dieser
Grenzen jedoch liegt hier die nächste Zukunft der klinisch-psych-
iatrischen Forschung.

Der gleiche Gesichtspunkt gilt auch jenseits der charakterologischen Gruppenbildung: überall dort, wo wir ein abnorm seelisches Geschehen finden, unter dessen Beleuchtung wir zwar
die gesamte psychische Persönlichkeit als modifiziert in ihrer
Eigenart erfassen können, — das aber selber wiederum nicht
auf die psychologisch erkennbaren Fundamente dieser Persönlichkeit reduziert ist. Es gilt von den psychotischen Primär-
symptomen, von der Grundstruktur der exogenen Syndrome und
„Reaktionsformen" usw.: hier tritt der Arbeitsgesichtspunkt der

außerpsychischen Bedingtheit, der unmittelbaren biologisch-somatischen Stigmatisierung in Recht und Vorherrschaft — und damit ordnet sich wiederum die Psychologie in den Arbeitsrahmen der anderen psychiatrischen Forschungsgesichtspunkte reibungslos ein. Auf diesem Wege wird aus dem beziehungslosen Nebeneinander der Forschungsrichtungen — der neurologischen, klinischen, konstitutionsbiologischen, psychopathologischen — immer wieder auf die natürlichste Weise eine heuristische Zusammenarbeit.

IV. Das Leib-Seele-Problem und die Psychiatrie.

1. Seelische Welt und Körperwelt stehen jede unter eigenen Gesetzen; im Ich einheitlich verbunden, sind sie für jede Erfahrungserkenntnis grundsätzlich getrennt. Keine der beiden Welten kann die andere „erklären".

Sobald wir uns der Konvergenz psychologischer und biologischer Forschungsgesichtspunkte mit Bezug auf das abnorme seelische Leben bewußt werden, tritt ein grundsätzliches Problem auf, ein Problem, auf das der Psychiater in seiner täglichen Arbeit immer wieder stößt, ein Problem, an dem alle psychiatrische Arbeit ihre stärkste Hemmung und ihren größten Forschungsreiz zugleich erfährt: das Problem der Beziehungen von Leib und Seele.

Das psychophysische Problem geht weit über den Rahmen jeder einzelwissenschaftlichen Arbeit hinaus; keine Empirie vermag sich an seiner Lösung zu versuchen. Das metaphysische Bekenntnis allein schreibt einem Jeden seine Stellung zu diesem letzten Geheimnis vor. Wir treiben hier Einzelwissenschaft und nicht Philosophie. Derjenigen Einzelwissenschaft jedoch, mit der wir uns im folgenden beschäftigen, drängt sich keine andere Forderung mit so zwingender Gewalt auf wie diejenige, die psychophysische Frage so zu beantworten, daß diese Antwort für die psychiatrische Einzelforschung fruchtbar zu werden vermag, ihre Methoden fördert, ihre Ergebnisse bereichert, ihre Erkenntnisse abrundet.

So sind wir in schwieriger Lage. Wir wollen so verfahren, daß wir die möglichen prinzipiellen Deutungen des psychophysischen Verhältnisses nach zwei Richtungen prüfen: einmal hinsichtlich der zugrunde liegenden, allgemeinen Voraussetzungen und ihrer logischen und empirischen Widerspruchsfreiheit, und sodann hinsichtlich ihrer Brauchbarkeit für eine erfahrungswissenschaftliche Heuristik.

Untrennbar verbunden ist uns das geistige und körperliche Ich als Einheit gewiß; es gibt nichts Unmittelbareres als dieses Gegebensein des Ich in seiner psychophysischen Einheitlichkeit. Beginnen wir aber zu erkennen, so treten alsbald die Welten der psychischen und der physischen Erfahrung durch eine unüberbrückliche Kluft auseinander. „Im" Ich erkennen wir nur seelisches Dasein, „außerhalb" unserer selbst nur körperliches Dasein. Jede dieser beiden Erfahrungswelten steht unter ihren besonderen grundsätzlichen Voraussetzungen und rundet sich unter ihnen zu einem wissenschaftlichen System. Keine der beiden Welten kann aus der anderen erklärt werden; jede folgt ihren eigenen Gesetzen für unsere Erkenntnis. Seelisches und körperliches Geschehen sind absolut ungleichartig; die seelischen Qualitäten stehen der letzten physikalischen Qualität, der Bewegung von Massen, in unauflöslicher Verschiedenheit gegenüber. Es folgt daraus, daß körperliches Geschehen niemals zu einem wissenschaftlich bestimmbaren Erklärungsgrund des seelischen Geschehens zu werden vermag, und ebenso umgekehrt. Lediglich die zeitliche Beziehung, das Zugleich und das Nacheinander, verbindet körperliches und seelisches Geschehen in feststellbarer Weise. Wohl lassen sich die vegetativ-endokrinen, motorischen und Gehirnrinden-Veränderungen studieren, die seelisch abnormen Zuständen zeitlich zugeordnet sind, aber eine Erklärung der Eigenart des jeweiligen seelisch abnormen Bildes aus der jeweiligen Eigenart z. B. der Hirnrindenveränderung ist in wissenschaftlich bestimmter Weise nicht möglich. Die Erklärung eines seelisch-abnormen Zustandes ist entweder psychologisch möglich, oder überhaupt nicht.

Allerdings kann Körperliches als Erkenntnisgrund abnormer Zustände dienen, und umgekehrt seelische Vorgänge als Erkenntnisgründe körperlicher Veränderungen. Und von dieser Erweiterung unseres Erkennenkönnens machen wir in der Psychiatrie umfassenden Gebrauch. In diesem Sinne lassen sich die wissenschaftlichen Systeme der großen Psychiater, welche die Gehirnvorgänge als Erkenntnisgründe abnormer seelischer Vorgänge zu erforschen oder hypothetisch zu konstruieren suchten und welche sich zu einer besonderen neurologischen Forschungsrichtung in der Psychiatrie zugespitzt haben, in der Tat vollwertig benützen. Nur muß gesagt werden: Erklärungen des abnorm-seelischen Geschehens sind diese zerebral-physiologischen Theoreme nicht. Und ihre Vorherrschaft verschleiert uns nur zu leicht die kritische Besinnung darüber, daß die Physiologie des Zentralnervensystems viel weniger gekannt, viel weniger aufgeklärt und durchsichtig ist, als das der Erfahrung und Beobachtung offenliegende in seiner Einheit gegebene Seelenleben. Es ist ein verständliches, aber nichtsdestoweniger unberechtigtes Vorurteil, aus den willkürlich konstruierten pathophysiologischen Hypothesen die psychisch-abnormen Erscheinungen erkenntnismäßig ableiten zu wollen. Praktisch ist der umgekehrte Weg in der Psychiatrie ein weit häufigerer, auch wenn er uns nicht zu deutlichem kritischen Bewußtsein gelangt: wir erkennen z. B. destruktive Hirnrindenveränderungen, etwa bei Paralyse, an dem seelischen Befunde. So wenig uns aber der seelische Befund zur Erklärung des paralytischen Rindenbildes besagt, so wenig ist das Umgekehrte der Fall.

2. Die Identitätsphilosophie, welche die seelischen und die leiblichen Phänomene auf einen Seinsgrund zurückführt, ist in der empirischen Forschung unanwendbar.

Die einheitliche Gegebenheit des körperlichen und des seelischen Geschehens im gleichen Ich und ebenso die gesetzmäßige zeitliche Zusammenordnung der Erscheinungen aus beiden Welten hat den Anstoß zu der Lehre gegeben, eine Identität des Psychischen und des Physischen zu behaupten. Diese psychophysische Identitätslehre entspricht der philosophischen Forderung, einen einzigen letzten Seinsgrund aller Erscheinungen anzunehmen.

Es ist klar, daß diese Lehre über die Erfahrung hinausgeht, d. h. metaphysisch ist. Denn in der Erfahrung, ja in der elementarsten Beobachtung finden wir die Phänomene der körperlichen und der seelischen Seinsreihe als unüberbrücklich verschieden voneinander vor: Dem philosophischen Monismus widerspricht hier der phänomenologische Dualismus des Augenscheins. Eine Identität der Phänomene selber kommt ganz gewiß nicht in Frage; über die Identität ihres Seinsgrundes vermögen wir einzelwissenschaftlich nicht mehr auszusagen, als daß dieser Seinsgrund von den Phänomenen verschieden und der Erfahrung nicht zugänglich sein müsse. In der Heuristik der Forschung verführt aber die psychophysische Identitätslehre allzuleicht dazu, die erkenntnismäßige Eigenbetrachtung des Seelischen durch diejenige des Körperlichen einfach zu ersetzen — also zu einem groben Materialismus. Wir haben aber schon gesehen, daß eine wissenschaftlich bestimmte Erklärung des Seelischen aus dem Körperlichen nicht möglich ist.

3. Die philosophischen Lehren von einer prästabilierten psycho-physischen Zuordnung beantworten keinerlei empirische Frage-stellung.

a) Die prästabilierte Harmonie Leibniz'. Tiefer und größer im Wurfe ist die Auffassung jenes Weltbildes, welches eine vorbestimmte Harmonie annimmt: ein göttlicher Wille oder die Natur der Weltordnung hat es von vornherein so eingerichtet, daß allem Körperlichen in seiner Jeweiligkeit ein Seelisches entspreche. Auch diese tiefsinnige Lehre LEIBNIZ' ist über alle Erfahrung hinausgehend. Sehen wir erfahrungswissenschaftlich zu, welche Antwort sie uns auf unsere Frage gibt. Wir fragten, wie sich die notwendige Zuordnung körperlicher und seelischer Vorgänge zueinander aus einem höheren Gesetz bestimmen lasse. Die Antwort, welche die Lehre von der prästabilierten Harmonie gibt, ist eigentlich keine! Besagt sie doch lediglich, daß diese Zuordnung kraft eines überempirischen Prinzips von vornherein so eingerichtet worden sei, wie sie ist. Sie wiederholt also lediglich, daß diese Zuordnung wirklich besteht, ohne sie mit erklärenden Bestimmungsstücken zu versehen.

Damit ist diese metaphysische Tat ganz gewiß nicht etwa erledigt; es zeigt sich eben nur, daß sie uns für die Heuristik der Forschung nichts zu sagen vermag. Ihre Konsequenz aber ist bedeutsam. Denn aus der Lehre von der vorbestimmten Harmonie der Außenwelt und der Innenwelt folgt die Notwendigkeit, daß jedem körperlichen Phänomen ein seelisches, jedem seelischen ein körperliches entspreche. Es folgt die Allbeseelung. Kein Atom und keine Atombewegung ohne eine Zuordnung von Seelischem. Der Begriff der beseelten Monade zieht bei Leibniz diese überempirische Folgerung. Damit kann die Einzelforschung nichts anfangen, so sehr der Gedanke des Panpsychismus gerade manchen bedeutenden modernen Naturforscher zu metaphysischen Konsequenzen getrieben hat. Unsere empirische Einzelarbeit verlangt vielmehr, zu wissen, wie wir uns die Beziehungen zwischen Hirnvorgängen und körperlich-konstitutionellen Funktionen einerseits, seelischen Entsprechungen andererseits zu verdeutlichen haben. Eine Antwort darauf gibt uns diese Lehre nicht.

b) Der psychophysische Parallelismus. Ihr modernstes Abbild ist die gegenwärtig herrschende, insbesondere durch FECHNER und WUNDT begründete Theorie des psychophysischen Parallelismus, die „Zweiseitentheorie". Dasselbe „eigentliche" Reale stellt sich uns von „innen betrachtet" als Seelisches dar, von „außen betrachtet" als Körperliches. Die

Wissenschaft muß empirisch vorgehen und im Bereich der von ihr beobachteten Entsprechungen diese notwendige Zuordnung, die auf einer Identität des Seinsgrundes beruht, innerhalb ihrer Erfahrungsbreite konstatieren, feststellen, bestimmen, und etwa im Sinne einer funktionalen Beziehung deuten. Nach dieser Lehre besteht ein durchgängiger Kausalzusammenhang innerhalb der physischen wie innerhalb der seelischen Gegebenheitsfolge; zugleich aber entspricht jedem physischen Geschehen ein psychisches mit notwendiger Bestimmtheit. Diese Entsprechung als solche ist nicht erklärbar und einsichtig, sondern einfach hinzunehmen.

Diese Lehre ist wissenschaftlich höchst unbefriedigend. Die Annahme eines geschlossenen psychischen Kausalzusammenhanges ist zwar heuristisch recht fruchtbar, wie z. B. die FREUDsche Psychodynamik uns gezeigt hat, aber in ihrer Vollendung gedacht führt sie auf die Allbeseelung; sie führt auf eine in sich geschlossene Totalität des seelischen Geschehens, in welcher ganz die gleichen, nicht etwa nur ans individuelle Ich gebundenen Zusammenhangsgesetze objektiv bestehen, wie wir sie in der physischen Welt als Entsprechungen voraussetzen. Wenn wir nämlich nicht annehmen, daß jedes mögliche wahrnehmbare körperliche Geschehen beseelt sei, so wäre seine Wahrnehmung ein Wunder, welches den allgemeinen seelischen Kausalzusammenhang durchbrechen würde. Die Allbeseelung ist also die notwendige Folge des psychophysischen Parallelismus.

Er führt noch zu einer weiteren Paradoxie. Eine Kausalwirkung des Körperlichen auf Seelisches und des Seelischen auf Körperliches ist ausgeschlossen; da bestehen nur Zuordnungen; die Kausalität innerhalb der Physis wie innerhalb des Psychischen ist vielmehr ein in sich geschlossener Zusammenhang. So lehrt der psychophysische Parallelismus. Daraus folgt, daß die seelischen Vorgänge, in denen wir Ursachen von Handlungen erblicken, auch fortfallen könnten: und trotzdem würde der körperliche Vorgang hinsichtlich seiner Kausalisierung derselbe sein. Alles menschliche Leben wäre mechanisiert, automatenhaft hinsichtlich seines körperlichen Zusammenhängens. Umgekehrt folgt aber gleichzeitig, daß eine unmittelbare Kausalwirkung von Seele zu Seele sich auch dann kundgeben müßte, wenn wir von äußeren Einwirkungen zufällig keine Wahrnehmung und kein Bewußtsein hätten. So macht der Parallelismus die Menschen zugleich zu Automaten, nämlich zu Teilen eines rein körperlichen Mechanismus, und andererseits zu Gliedern eines seelischen, überindividuell-kausalen Zusammenhängens ohne körperliche Vermittlung.

Die Entsprechungstheorie des Parallellismus erfordert ferner Durchgängigkeit, d. h. allen unterscheidbaren seelischen Akten müs-

sen genau entsprechende physische zugeordnet sein. Die Gesetze
der Logik müßten zusammenfallen mit den Umlagerungen der Mole-
küle in der Gehirnsubstanz; dadurch wird die Logik an das physikalische Geschehen gebunden und hinsichtlich ihrer eigenen Normen ein
blindes Spiel. Mit dieser Möglichkeit einer psychologischen Atomi-
sierung steht und fällt die Lehre vom Parallelismus. Es muß dann
einfachste, unveränderliche und gleiche psychische Elemente geben,
deren Zuordnung zu denjenigen der physischen Natur ja seinen Inhalt ausmacht. Versuchte man daher das Seelische im Ernste der
mechanischen Körperwelt entsprechen zu lassen, so müßte man auch
zu einer reinen quantitativen Bestimmung jeder Veränderung und
jedes kausalen Verhältnisses im Seelischen schreiten. Dann aber wäre
die unüberbrückliche Kluft zwischen Physischem und Psychischem,
welche den Parallelismus als erklärende Hypothese erst erzeugt hat,
schon wieder aufgehoben; der Parallelismus machte sich selbst überflüssig, denn es gäbe keinen Unterschied zwischen Physischem und
Psychischem mehr. Es ließe sich nicht mehr einsehen, warum man
hinsichtlich der beiden qualitativ gleich einfachen und quantitativ
bestimmbaren Reihen überhaupt noch die Zweiseitenlehre festhalten
sollte, und nicht zwischen diesen vereinfachten Elementen quantitativ bestimmbare Gesetze, nämlich solche kausaler Beziehung, ein-
führen sollte. Der Parallelismus macht sich in dieser Konsequenz
selbst überflüssig, denn denkt man ihn zu Ende, dann gibt es nicht
mehr jene zwei Gebiete der Wirklichkeit, deren Verbindung er begreiflich zu machen hat.

4. Die Annahme ursächlicher Beziehungen zwischen leiblichen und
seelischen Vorgängen (und umgekehrt) ist widerspruchsfrei möglich.
Jedoch läßt sich eine allgemeine psychophysische Kausaltheorie nicht
aufstellen.

Somit bleibt uns nichts übrig, als den Schritt zu wagen, der
dem natürlichen Urteil praktischer Lebenserfahrung ja millionen-
fältig aufgedrängt wird: unbekümmert um alle vorsichtigen und
doch scheiternden Philosopheme eine p s y c h o p h y s i s c h e Kau-
s a l i t ä t anzusetzen, wann immer wir Einwirkungen des Seelischen
auf Körperliches, wann immer wir Einwirkungen des Körperlichen
auf Seelisches beobachten. Was läßt sich denn überhaupt gegen
diese so natürlich erscheinende Annahme geltend machen? Denn
etwas muß es doch sein, was so viel große Denker dazu bewog,
vor der Annahme eines solchen ursächlichen Zusammenhanges
zwischen Körperlichem und Seelischem auszuweichen. Die Verschiedenheit beider Welten als solche wäre doch kein Grund, ursächliche Einwirkungen der einen auf die andere als unmöglich

zu erachten. Ist doch Kausalität nichts anderes als die Denkform, vermittels derer wir die zeitliche Aufeinanderfolge zweier Ereignisse in ihrer ständigen Wiederkehr als eine notwendige Abhängigkeit des zweiten vom ersten, d. h. eben als ein Bewirktwerden des zweiten durch das erste, begreifen. Wir können hier im einzelnen irren; aber weder die Möglichkeit des Irrtums noch die Verschiedenheit der Geschehnisse setzt die Nötigung außer Kraft, die unsere Erkenntnis dazu zwingt, unsere Beobachtungen vermittels der kausalen Denkform zu durchgeistigen.

Prüfen wir genau, was uns immer wieder hemmt, dem natürlichen Antrieb zu folgen und Seelisches durch Körperliches, Körperliches durch Seelisches verursacht zu denken, soweit dies der Erfahrung entspricht — so ist es eigentlich ein einziger Gedanke: causa aequat effectum. Ihn faßt die Naturforschung seit HELMHOLTZ und ROBERT MAYER in die Formel des Gesetzes von der Erhaltung der Energie: daß nämlich innerhalb eines geschlossenen physischen Systems die Summe der Gesamtenergie sich ständig gleichbleibt. Und hier ist in der Tat eine für den strengen Naturforscher scheinbar unbezwingliche Schwierigkeit, sobald wir an das psychophysische Problem energetisch herantreten. Entweder nämlich müssen wir „das Seelische" als eine physische Energieform deuten; dann müßte diese Energieform in andere Energieformen transformierbar sein; und hierfür müßte es bestimmte quantitative Formeln geben. Das ist nicht der Fall. Wäre dem aber so, so würde das Psychische letztlich im Physischen aufgehen und wir kämen zu einem energetischen Materialismus. Oder wir müßten folgende Konsequenz ziehen: wo Psychisches mit Physischem verknüpft ist, ist die Geschlossenheit des physischen Systems aufgehoben: physische Energie kann verschwinden, neue physische Energie kann durch Psychisches gesetzt werden. Dies widerspricht den Voraussetzungen jeder Physik, überhaupt aller naturwissenschaftlichen Erfahrung. Oder wir müßten folgende Konsequenz ziehen: Das Energiegesetz gilt auch in der zerebralen Physiologie; es gibt aber ursächliche Wirkungen, die nicht in Energieumsetzungen bestehen; und solche Wirkungen liegen vor, sobald physisches Geschehen etwas Psychisches bewirkt, und sobald psychische Anlässe ins Physische eingreifen. Diese letztere Annahme — Ursachen ohne Energietransport — ist nun, so paradox sie klingt, nicht unmöglich: denken wir uns z. B. ein Gewicht hänge an einem Faden. Die Schere, durch deren Schnitt wir den Faden durchschneiden, verwandelt die potentielle Energie des hängenden Gewichtes in die kinetische Energie des Falles. Sie fügt dieser Energie nichts hinzu, sie erteilt nicht etwa die Fallenergie — und doch „bewirkt" ihr Schnitt den Fall. Es ist also die Ansetzung des Kausalbegriffes auch bei solchen zeitlichen Folgen möglich, die nicht mit einer Übertragung von Energie verbunden sind (WITASEK).

Hier zeigt sich, daß unser Erkennen sich der Kausalität als Denkform auch dort bedient, wo das Energiegesetz in engerem Sinne nicht mehr in Frage kommt. Das Energiegesetz gilt nur, soweit physikalische Theorie gilt. In der psychophysischen Beziehung aber gilt physikalische Theorie nicht. Das bedeutet aber grundsätzlich noch nicht, daß Kausalbeziehungen unmöglich seien. Nur dies ist durch die unüberbrückliche Kluft beider Welten, der körperlichen und der seelischen ausgeschlossen: daß wir die Kausalität zwischen Ereignissen beider Reihen zu bestimmen, zu konstruieren, zu berechnen, kurz mit allen denjenigen Merkmalen zu versehen vermögen, welche die physikalische Theorie bei physischen kausalen Zusammenhängen auf Grund des Energiegesetzes ausbildet; es gibt keine mathematische Bestimmbarkeit und damit keine konstruktive Theorie psychophysischer Kausalbeziehungen. Wir vermögen die psychophysischen Kausalbeziehungen nur zu konstatieren, wir vermögen sie nicht aus einem ausgebildeten, theoretischen System abzuleiten. Wir vermögen also nicht weiterzukommen, als uns die natürliche, anschauliche Beobachtung hinsichtlich der Annahme psychophysischer Kausalbeziehungen trägt. Innerhalb dieser natürlichen anschaulichen Beobachtung aber verbindet sich die Annahme psychisch-physischer und physisch-psychischer Kausalitäten mit jedem möglichen Philosophem ungezwungen und ohne Präsumtionen.

Sie verbindet sich auch mit der Lehre von der Geschlossenheit des kausalen Zusammenhanges innerhalb der physischen Welt. Diese Lehre besagt ja nicht mehr, als daß alle physischen Veränderungen ihre Ursachen haben, und daß das Gesetz der Erhaltung der Energie gilt. Unter den „Ursachen" können auch psychische gemeint sein; physisch ist deren Möglichkeit nirgends beschränkt, sobald man den Ursachenbegriff nicht durch das Energiegesetz definiert. Das Gleiche gilt auch von dem Eingreifen körperlicher Verursachungen in psychische Abläufe: mögen wir heuristisch auch dazu neigen, für unsere Forschungszwecke einen geschlossenen Kausalzusammenhang im Seelischen möglichst weit ausgespannt anzunehmen, so ist doch diese Annahme vollendet nicht zu denken, ohne dem Wesen des Seelischen, nämlich seinem Individualitätscharakter zu widersprechen. Überall bleibt heuristisch Platz für das Eingreifen nicht-seelischer Ursachen.

Bloß in einer Hinsicht müssen wir, wie gesagt, resignieren: wir dürfen nicht hoffen, jemals auf diesem Wege zu einer geschlossenen, berechenbaren psychophysischen Kausaltheorie zu gelangen. Die psychologische Kausalisierung jedweden seelischen Phänomens bleibt eine leitende Maxime der Forschung, auch wenn wir wissen, daß eine Vollendung dieser Maxime undenkbar ist; auch wenn wir wissen, daß überall physisches Geschehen ursächlich

ins Psychische hineingreift. Und die physische Kausalisierung — sowohl der zerebral-physiologischen
und sonstigen organismischen Funktionen, als auch derjenigen psychischen Erscheinungen, bei denen wir
eine Zuordnung jener beobachten, bleibt eine heuristische Forderung für die Forschung, auch wenn wir
wissen, daß ihre Tragweite nicht weiter reicht als die
Beobachtbarkeit; auch wenn wir wissen, daß wir das
Seelische auf diese Weise nicht „erklären". Die neurologische und die psychologische Forschungseinstellung in der Psychiatrie vertragen sich sehr gut miteinander, wenn nur eine jede von beiden sich frei von Übergriffen hält, einseitige Übersteigerungen ihrer Erkenntnisansprüche
vermeidet und die „andere Seite" nicht vergewaltigt.

In diesem Sinne bleibt Raum genug für eine jede von beiden
Forschungsweisen; in diesem Sinne werden wir die Hirnforschung,
die Somatologie im ganzen und alle ihre Methoden in reichster
Fülle mit den psychologischen Arbeitsweisen der Psychiatrie verknüpfen können, um die Gesamterkenntnis vom Seelisch-Abnormen
zu bereichern. Auch so noch liegt es im Wesen unserer hierauf
gerichteten Erkenntnisverfahren, selbst wenn sie zu dem einen
und gleichen Ziel konvergieren, immer nur Stückwerk zu liefern.

V. Die wissenschaftliche Struktur der Psychiatrie.

1. Die psychiatrische Diagnostik kann stets nur eine konventionalistische sein.

Die geschilderten Methoden und Gesichtspunkte konvergierten zwar, waren jedoch in ihren Voraussetzungen vielfach heterogen. Und es ist die Frage, welch ein gedankliches Gerüst sich
aus ihnen für die wissenschaftliche Forschung und Lehre in der
Psychiatrie ergibt, die ein architektonisch gegliedertes und durchgeistigtes Gebilde sein soll, auf gesicherter Erfahrung ruhend und
zur Form des Systems hinstrebend. Zwei Blickrichtungen
müssen in der psychiatrischen Arbeit unterschieden werden. Sie
entsprechen den zwei völlig verschiedenen Aufgaben der Psychiatrie. Die praktisch nächste Aufgabe ist stets, den einzelnen
Fall wissenschaftlich einzuordnen, aus Gesetz und Regel zu deu-

ten. Die Praxis des Lebens und die Aufgabe, vor die jeder Einzelfall den Psychiater stellt, führt zur ungezwungenen und natürlichen Bevorzugung derjenigen wissenschaftlich systematischen
Obersätze, aus denen sich die Vorhersage der Zukunft des Einzelfalles und das soziale Verhalten der Umwelt zu ihm normativ
bestimmen läßt (Diagnose und Therapie). Vor diesen praktischen
Zielen steht die Psychiatrie zunächst — unbeschadet aller grundsätzlichen Auffassungen, welche sonst noch auf den Einzelfall
anwendbar wären.

Nun ist die Diagnose eine induktive Form der Einreihung und
Einordnung eines Einzelfalles unter solche Regeln und Gesetze,
die ihrerseits bereits als gültig vorausgesetzt werden. Sie sind
dem jeweiligen Ausbildungsstande der Psychiatrie entnommen
und brauchen in Wirklichkeit nichts weniger als geklärt, ja nicht
einmal richtig zu sein. Wesentlich ist allein, daß sie die wissenschaftliche Einordnung des Einzelfalles und eine Verständigung
darüber gewährleisten, unter dem Gesichtspunkt, die Zukunft des
Einzelfalles vorhersagen und Zweckreaktionen sozialer und individueller Art als Hilfe fundieren zu können.

Es ist dies zweifellos nicht die einzige Art und Weise, wie man
zu einem Einzelfall abnormen Seelengeschehens wissenschaftlich
stehen kann. Andere Weisen wurzeln tiefer und entsprechen eher
den jeweiligen Grundvoraussetzungen der menschlichen geistkörperlichen Individualität. Aber es ist die einzige Weise, die
unmittelbar von der Gemeinschaft und Gemeinschaftsordnung
gegenüber dem abnormen Einzelnen gefordert ist, und zu der ein
unmittelbares, praktisches und soziales Bedürfnis besteht. Unter
diesem prospektiven und sozialen Zweckgesichtspunkt ist die
Diagnose in der Psychiatrie von primärer Bedeutung. Nur zu
leicht ergab sich daraus die irrige Auffassung, als erschöpfe sich
die psychiatrische Forschung darin, die Diagnose und ihre prospektiven, sozialen und therapeutischen Folgerungen in den einzelnen Fällen zu gewährleisten.

Diagnose und Therapie sind angewandte Wissenschaften, d. h.
ihre Obersätze stehen unter bestimmten Gemeinschaftszwecken.
Und die Geltung der wissenschaftlichen Grundlagen, aus denen
diagnostiziert wird, ist, soweit als dies zur Diagnose hinreichend
ist, dabei vorausgesetzt. Deren Geltung wird durch die Diagnose
weder bewiesen noch gesichert. Solange es eine Medizin gibt,

haben Ärzte Diagnosen gestellt. Die wissenschaftlichen Grundlagen der Diagnostik waren dabei im ganzen wie im einzelnen vielfach ungeklärte, dogmatische, ja vielleicht irrige. Unabhängig davon blieb die Anwendung auf den einzelnen Fall, die Unterordnung des einzelnen Falles unter das jeweils vorausgesetzte allgemeingültige „Krankheitsbild" immer die gleiche. Die großen Ärzte früherer Zeiten waren nicht schlechtere Diagnostiker und Therapeuten als die jetzigen: lediglich die wissenschaftliche Grundlage, die sie für ihre praktischen Zwecke vorauszusetzen hatten, war eine dogmenreichere und weniger gesicherte. Zur Anwendung dieser jeweiligen wissenschaftlichen Fundamente auf den einzelnen Fall bedarf es lediglich einer Reihe praktischer Konventionen. Diese entsprechen dem jeweils als gültig vorausgesetzten Stande der Wissenschaft.

Um mithin die praktischen Zwecke der Psychiatrie, die in dem Primat der Diagnose beruhen, gegenwärtig erfüllen zu können, bedarf es keiner strengen Architektonik in der Anwendung der bisher geschilderten Grundsätze und Methoden. Vielmehr ist jeder heuristische Gesichtspunkt, der jenen Zwecken genügt, dadurch berechtigt. Weder die Sammlung des Materials zur Diagnose noch die daraus zu ziehenden Schlußfolgerungen in der Psychiatrie erfordern eine letzte wissenschaftliche Strenge. Praktische Einstellungen und Konventionen genügen zur Entscheidung. Dies gilt nicht nur für nosologische Einordnungen, es gilt schon für die bloße Symptomkonstatierung. Die Feststellung beispielsweise, ob ein Kranker verwirrt oder benommen sei, ob er über die Umgebung orientiert sei oder nicht usw. — derartige Feststellungen lassen sich rein praktisch zur Diagnose verwerten, ohne daß man hierbei wissenschaftliche Fragen über die psychopathologischen und nichtpsychischen Grundlagen dieser abnormen Vorgänge zu beantworten braucht. Die Sprache der Diagnostik ist daher keine exakte und abstrakte, sondern eine konventionelle, lebensnahe, den praktischen Bedürfnissen der Verständigung und der sozialen Zwecke angemessene.

Daraus folgt: Die psychiatrische Diagnostik und ihre wissenschaftlichen Voraussetzungen bilden den Ausgangspunkt für alle weitere, wissenschaftlich exakter fundierte und zweckfreie Forschung. Sie dienen in der Psychiatrie als Wissenschaft eigenen Gepräges dazu, um sich überhaupt erst einmal über den jeweiligen

Gegenstand der Arbeit verständigen zu können. Aber es haftet damit an dieser Eingangssphäre in das psychiatrische Wissenschaftsgebiet das Merkmal der Vorläufigkeit. Sie wird praktisch immer das erste Erfordernis bleiben; aber die Forschung beginnt hinter ihr und ist wesensmäßig nur abgelöst von ihr durchzuführen. Die Klinik, diese stets sich vervollkommende Schule praktisch-psychiatrischen Verhaltens — von der Diagnostik bis zur Erfüllung der sozialen und ärztlichen Hilfsmaßnahmen — ist auch der Mutterboden der eigentlichen psychiatrischen Wissenschaft. Deren Gebäude aber löst sich vielfach vom klinischen Mutterboden ab und ragt über denselben hinaus.

2. Die Leitlinie der psychiatrischen Forschung ist ein psychophysischer, strukturanalytischer Personalismus. Er erforscht die Determinanten seelisch abnormer Gegebenheiten als Ganzheitsfunktionen und die zwischen ihnen geltenden Beziehungsgesetze.

Eine völlig andere Blickrichtung erfordert die zweite Aufgabe der Psychiatrie. Psychiatrische Diagnostik und psychiatrische Praxis können und müssen die wissenschaftlichen Regeln der Disziplin in ihrem jeweiligen Stande voraussetzen, unter Absehen von allen darin vorhandenen Problemen. Die Psychiatrie als Forschung hat aber gerade diese Probleme zum Gegenstande. Sie fragt danach, wie es um die allgemeinen Regeln und die wissenschaftlichen Voraussetzungen der Praxis bestellt sei.

Auch die Bearbeitung dieser Aufgabe geht vom individuellen Falle aus. Sie macht ihn selber zum Prüfstein der Berechtigung wissenschaftlicher Annahmen, wie dies im Wesen jeder echten empirischen Forschung liegt. Sie geht nicht auf Konventionen aus, sie will sich nicht „verständigen", sie sucht die richtige wissenschaftliche Einsicht. Sie bedarf — ohne Rücksicht auf praktische Bedürfnisse — der exakten Formulierungen, des kritischen Bewußtseins aller Fragwürdigkeiten und Verbesserungsfähigkeiten. Sie bedarf der Besinnung darüber, die in unseren bisherigen Darlegungen entwickelten Gesichtspunkte und Methoden zusammenzuordnen. Und der Gesichtspunkt dieser Ordnung muß grundsätzlich und notwendig aus den jenigen Merkmalen gebildet werden, die allen Objekten möglicher psychiatrischer Bearbeitung wesensmäßig gemeinsam sind. Die

Forschungseinstellungen müssen so ineinandergreifen, wie dies dem psychiatrischen Forschungsgegenstande wesensmäßig entspricht. Was ist nun dies Gemeinsame aller möglichen Objekte der Psychiatrie? Es ist:

material: der Inbegriff der Tatsachen des seelisch-abnormen Geschehens;

formal: der Inbegriff möglicher Bedingungen seines Seins und Werdens, sowie der möglichen Beziehungen zwischen diesen Bedingungen.

Alle psychiatrische Forschung ist natürlich eng gebunden an das Reich der Tatsachen des abnorm-seelischen Geschehens. Im ganzen wie im einzelnen bilden diese den Gegenstand jeder möglichen psychologisch-analytischen Beschreibung und Bearbeitung, deren verschiedene Verfahren wir oben dargestellt haben.

Ferner aber ist die psychiatrische Forschung daran gebunden, daß die Bedingungen des Zustandekommens von seelisch-abnormem Geschehen in jedem Falle einen Aufbau darstellen, der nichts anderes ist als die Rationalisierung der Persönlichkeit, an der das abnorm-seelische Geschehen in seiner Eigenart und Jeweiligkeit erscheint. BIRNBAUM[1] hat die personalistische Grundeinstellung, die sich hier zwangsläufig ergibt, als Strukturanalyse bezeichnet. Dabei wurde unter Struktur das Ineinandergreifen dieser Bedingungen, ihre verschiedenartige und verschiedenwertige Mitwirkung am Entstehen und an der Gestaltung des abnormen Seelengeschehens gemeint. Der Terminus „Struktur" ist hierbei in anderem Sinne verwendet, als bei unserer oben gegebenen Darstellung des strukturpsychologischen Gesichtspunktes. Und doch gleichen sich beide Strukturbegriffe insofern, als beide den Inbegriff oder das Gesetz der Beziehungen von Determinanten als eine Ganzheit treffen wollen. Nur ist der psychiatrische Begriff der Struktur dabei über die Psychologie hinaus erweitert; er umspannt auch die nichtpsychischen Determinanten, die konstitutionsbiologischen und dispositionellen wie die exogen-somatischen. Dieser strukturanalytische Personalismus ist mithin das formale Prinzip der psychiatrischen

---

[1] Der Aufbau der Psychose, Berlin 1923. Die Strukturanalyse als klinisches Forschungsprinzip. Zeitschr. f. d. ges. Neurol. u. Psych., 1920. KRONFELD, Bemerkungen zu dem Aufsatz KARL BIRNBAUM usw. ebendort 1922.

Forschung. Es sollen die Gesetze gefunden werden, kraft deren eine Reihe determinierender Faktoren zur Erzeugung und Gestaltung von abnormem seelischen Geschehen zusammentritt.

Mit diesem formalen Prinzip verfällt die Psychiatrie keineswegs in einen undifferenzierten Konditionalismus. Die Lehre, wonach etwa jeder Vorgang nichts anderes wäre als die bloße Summe seiner Bedingungen, ist irrig (VERWORN, Die Erforschung des Lebens, Jena 1911; Kausale und konditionale Weltanschauung, Jena 1912). Gewiß entsteht jeder Vorgang — und somit auch seelisch-abnormes Geschehen als Lebensvorgang — aus einer ganzen Reihe von Bedingungen, deren Gesamtheit sogar niemals ganz zu übersehen ist. Aber diese einzelnen Bedingungen treten mit verschiedener Stärke, Wirkungsweise, Stellung im Ganzen zueinander. Hier herrschen feste Gesetze (ROUX, Über kausale und konditionale Weltanschauung usw., Leipzig 1913. MARTIUS, Konstitution und Vererbung in ihren Beziehungen zur Pathologie, Berlin 1914, S. 21 ff., vgl. KRONFELD, Wesen usw. S. 142 ff.) Diese Gesetze aber sind der eigentliche Vorwurf der psychiatrischen Forschung.

Die Aufgabe ist, an abnorm-seelischem Geschehen forschend zu unterscheiden, ob es vorwiegend durch nichtpsychische oder durch psychische Determinanten erzeugt wird, und in welchem Verhältnis beide zueinander stehen. Die Aufgabe ist ferner, zwischen den verschiedenen nichtpsychischen und zwischen den verschiedenen psychischen Determinanten bis ins Einzelne zu differenzieren. Bei den nichtpsychischen trennen sich beispielsweise die allgemeinen Determinanten des Geschlechtes, der Rasse, der jeweiligen Altersphase usw. von den individuellen ererbten Determinanten der Konstitution, und diese wiederum von den individuell erworbenen Determinanten, und diese wieder hinsichtlich der Art ihrer Erwerbung und ihrer Auswirkung. Bei den psychischen Determinanten wird in ähnlicher Weise differenziert zwischen ererbten, entwickelten, erworbenen Reaktionsmöglichkeiten, situativen und erlebnishaften Determinanten usw. Schon jetzt zeichnet sich ab, wie in dieser Forschungsweise die klinisch-nosologischen Momente ungezwungen aufzugehen vermögen.

Die Forschung hat ferner diese Bedingungen hinsichtlich ihrer Tragweite und Wirkung differenziert. Hier läge zunächst nahe, die Determinantien nach dem „Daß" und dem „Wie", nach dem Sein und nach dem Sosein ihrer seelisch-abnormen Bewirkungen zu unterscheiden. Aber dieser Gesichtspunkt ist zu einfach. Es

gibt Bedingungen, denen wir den Rang kardinaler Ursachen
für die Entstehung von abnorm-seelischem Geschehen überhaupt
zuweisen; ferner solche, welche die kardinalen Ursachen für die
Entstehung eines ganz bestimmten abnorm-seelischen Geschehens sind; ferner solche, die das abnorm-seelische Geschehen
lediglich mit Bezug auf die darin vollzogenen Funktionen oder
die darin auftretenden Inhalte determinieren. Es gibt eine Reihe
von Determinanten, welche abnorm-seelisches Geschehen, das
schon anderweitig in Bereitschaft stand, auslösen; ferner solche,
welche die Bereitschaft dazu schaffen; ferner solche, welche
ganz bestimmte Bereitschaften vor anderen auszeichnen und
herausheben.

Im Hinblick auf diese Beziehung zur Erscheinungsweise des
jeweiligen seelisch-abnormen Geschehens, im Hinblick auf die
Art der Determination unterscheidet man mit BIRNBAUM

    1. pathogenetische (erzeugende) Determinanten:

    a) direkt verursachende;
    b) prädisponierende;
    c) provozierende (auslösende).

    2. pathoplastische (gestaltende) Determinanten:

    a) direkte funktionelle Bereitschaften;
    b) direkte inhaltliche Determinanten;
    c) präformierende (bereitstellende) bezüglich a oder b.

Diese verschiedenen Bestimmungsstücke treten nun in verschiedene gesetzmäßige Bindungen zueinander. Die Gesetzmäßigkeit dieser Bindungen ist zugleich personalistisch, d. h. sie
entspricht dem speziellen psychiatrischen Blickwinkel, unter dem
einzelne Persönlichkeiten wissenschaftlich erfaßt werden, — und
sie ist zugleich naturwissenschaftlich-typisch, d. h. sie er-
möglicht die Systemform der psychiatrischen Wissenschaft.

Gegenüber Mißverständnissen, wie sie z. B. in BUMKES Lehrbuch
auftreten, sei bemerkt: das Begriffspaar „pathogenetisch-patho-
plastisch" ist kein gegensätzliches, sondern bezeichnet lediglich einen
Gradunterschied und Wertigkeitsunterschied der Determinanten.
Auch die pathoplastischen Bedingungen sind Bedingungen, sie
haben einen genetisch-ursächlichen Charakter mit Bezug auf die
abhängige abnorme Erscheinung. Wenn etwa gesagt wird: seelische
Momente können zwar die Pathoplastik eines psychotischen Bildes
bestimmen, haben aber niemals ursächlichen Charakter mit Bezug
auf dasselbe — so ist diese Ausdrucksweise eine ungenaue. Auch
in der Bestimmung der Pathoplastik liegt ein ursächliches Moment

für das Sosein eines psychotischen Bildes, von seinem Sein nicht abtrennbar. Der Unterschied von Pathoplastik und Pathogenese betrifft nur die gesetzmäßige Stellung der Ursachen zueinander in systematischer Hinsicht. — Den Irrtum, daß die Pathoplastik nur den „Inhalt“ der Psychose betreffe, braucht man wohl nicht zu befürchten.

Die personalistische Strukturanalyse ist bisher lediglich ein Programm für die psychiatrische Forschung. Sie gibt ihr die Fragestellungen. Aber die Aufgabe ist unvollendbar, und ihre Beantwortung weist tatsächlich überall noch die größten Lücken auf.

Der Strukturanalyse gegenüber ist die klinische Forschung in der Psychiatrie der unversiegliche Mutterboden. Von der klinischen Psychiatrie hat also die Darstellung alles dessen auszugehen, was vom strukturanalytischen Programm bereits verwirklicht, und was noch nicht verwirklicht ist. Hierbei, innerhalb dieser lückenhaften Darstellung, fällt den psychologischen Verfahrensweisen die bedeutsamste Aufgabe zu.

Der personalistische Rahmen für die Psychiatrie ist w e i t e r als der klinische Krankheitsrahmen. Er begreift Krankheiten als determinierende Faktoren abnorm-seelischen Geschehens in sich ein, als einen Teil der Determination selber. Gäbe es eine Reihe vollendet erkannter pathogenetischer Krankheitsbegriffe in der Psychiatrie — was, wie an früherer Stelle gezeigt, grundsätzlich nicht der Fall ist — so würde sich diese völlig mit den Bestimmungen des strukturanalytischen Personalismus decken. Da für die Forschung die Forderung besteht, j e d e Bedingung eines abnorm-seelischen Geschehens an der ihr zugehörigen Stelle in das Ganze des personalistischen Aufbaus einzuordnen, so berührt dies Forschungsprinzip gar nicht die Frage, ob es k l i n i s c h e Krankheitseinheiten oder Habitualformen in der Psychiatrie gibt. Stellt die Konvention solche klinische Einheiten auf, so wird nach ihnen diagnostiziert und eine Verständigung wird möglich, gleichviel ob sie „richtig“ oder „falsch“ sind. Sind sie „richtige“ Krankheitseinheiten, so müssen sie sich mit den Ergebnissen der Strukturanalyse decken; letztere muß auch sie als Determinanten umspannen. Das oberste Prinzip beider Forschungsweisen ist ja das gleiche: daß es eine wiederholbare Typik, ein Gesetz oder eine Regel gibt. Der Unterschied ist nur der: die Klinik stellt unter wechselnden Gesichtspunkten Gleichartiges zu Habitualformen zusammen, und nimmt für letztere Krankheitsbegriffe

hypothetisch in Anspruch, deren einzige Beglaubigung eben jene
Gleichartigkeiten sind. Der psychiatrische Personalismus sucht
hingegen an alle Bedingungen des jeweiligen abnorm-seelischen
Geschehens heranzutreten — unter der einzigen Voraussetzung,
daß zwischen diesen Bedingungen typische Regeln bestehen.
Dadurch aber gewinnt die Psychologie und ihre Methoden, so
wie sie oben dargestellt wurden, eine weitergreifende Bedeutung,
als sie innerhalb der Klinik haben konnte. Die individuelle Psychologie und Psychopathologie des jeweiligen Falles wird das
Ausgangsmaterial einer über die bloße Symptomsuche hinaus-
gehenden analysierenden Beschreibung. Dieser folgt die funktionale und die seelisch-dynamische Determination. Das Fundament dieser Bestimmungsreihen des abnorm-seelischen Geschehens, nämlich der Erscheinungsweisen und der Zusammenhänge,
liegt in strukturellen, dispositionstheoretischen und charakterologischen Momenten und bedarf des entwicklungspsychologischen
Eindringens. Erst nach diesen umfassenden, psychologischen
Aufgaben, die jeder abnorme Einzelfall stellt, werden die personalistischen Fundamente nichtpsychischer Art — die konstitutionsbiologischen, heredologischen, zerebralpathologischen usw.
— zu Problemen. Insbesondere gilt von der ganzen Pathoplastik,
daß sie ohne eine umfassende psychologische Arbeit überhaupt
nicht erforschbar wäre.